言葉と脳と心

失語症とは何か

山鳥 重

講談社現代新書

2085

目　次

プロローグ　失語症を通して言葉を考える

失語症とは？

失語症というのは、それまで何の不自由もなく言葉を操っていた人が、脳になんらかの損傷を生じたために、言葉を自由に操る能力を失ってしまう状態を言います。その名の通り、いったん獲得していた言語能力を失うことです。

「失う」と聞くと、なんとなく「すべてなくなってしまうこと」と思われるかもしれません。実際はそう単純ではなく、言葉がほんのわずかだけ不自由になる人から、言葉がまるで理解できなくなる人、あるいはまるで話せなくなる人まで、障害の程度はいろいろで、患者さんひとりひとりみな症状が違います。

なぜこんなことが起こるのでしょうか？

それは、脳が病気に侵されるためです。脳は、肺や心臓や胃腸と同じ内臓のひとつですから、これらの臓器が病気に侵されるのと同じように、さまざまな病気に侵されます。

中でも多いのは、血管系の病気です。脳は酸素やグルコースなど、その活動エネルギーの素《もと》を血液から得ています。ほかの臓器と同じです。この、脳に血液を供給している動脈の内腔《ないくう》が詰まったり（脳梗塞《のうこうそく》と呼びます）、あるいは動脈の壁が破れたり（脳出血と呼びます）して、組織への血液供給がストップすると、神経細胞はたちまち死んでしまいます。このとき破壊された脳領域が、たまたま言葉の働きと関係しているところであれば、失語症が起こるのです。

　日本にはいったい何人くらいの失語症患者がいるのでしょうか？　たとえば、少し古いデータになりますが、日本失語症学会（現在の日本高次脳機能障害学会）が二〇〇二年に実施したアンケートによる失語症全国実態調査によりますと、その数は二万八〇五四人です。このうち原因となる疾患がわかっている患者数は二万五六一五人でした。この二万五六一五人のうち、なんと九〇・七パーセントが脳血管障害によるものでした。ただし、この調査は、言語聴覚士（失語症治療の専門家）がいる二四四一施設だけを調査対象としたもので、しかも、アンケートに応じてくれた施設数（有効回答数）は依頼施設の三三・一パーセントに過ぎません。ですから、実際の患者数はもっとずっと多いはずです（＊1、巻末文献リストに対応。以下同様に示します）。

　二〇〇二年の厚生労働省データ（「患者調査の概況」）によりますと、この時点でのわが国の脳血管障害の推定総患者数は一三七万四〇〇〇人です。このうちの何パーセントぐらいが失語症を抱えているのでしょうか？

日本での正確な疫学調査はありませんが、最近のカナダの、ある地域研究によりますと、二〇〇四年から二〇〇五年にかけて脳血管障害で入院し、退院時点で失語症を残していた患者は、三二〇七人のうち、一一三一人にのぼっています。退院患者の三五パーセントです。仮にこの割合を二〇〇二年のわが国の脳血管障害総患者数にあてはめますと四八万人になります。これに加えて、先の全国調査の脳血管障害以外の失語症原因疾患九・三パーセント分を勘定に入れますと、日本には五二万九〇〇〇人ぐらいの失語症の患者さんがいるのではないか、と推定されます。こんなに多くの人を困らせているのです。

言葉の障害を惹《ひ》き起こす病気は失語症に限りません。ほかにもいろいろあります。このうち、もっとも重要なのは言葉の獲得障害です。そのうちのひとつ、たとえば小児自閉症では、言葉が十分に発達しません。しかしこのような言葉の障害を失語症とは呼びません。なぜならいったん獲得された言語能力の喪失ではないからです。いったん育て上げた能力が失われるのと、そもそも能力が育て上げられないのとでは、その障害メカニズムがまるで違ってきます。

あるいは近年、高齢化とともに患者数が激増している認知症でも、さまざまな言葉の障害が生じます。しかし、この場合も普通は失語症とは呼びません。言語的症状に限ってしまえば、そう呼んでも別に間違いではないのですが、そう呼ばないことが多いのは、言葉の障害の原因が言語機能の故障にあるのか、言語以外の認知機能の故障にあるのか、よくわからないからです。

発達性の言語障害も、認知症性の言語障害も、わたしにはその病態を論じられるほどの経験はありません。ですからこの本で取り上げるのは、あくまで失語症から見た、言葉の障害の話です。

アメリカでの出会い

ところで、いったい何科の医師がこうした脳血管障害や脳血管障害が惹き起こす失語症の診断・治療に当たっているのでしょうか？　わが国の場合ですと、病院によってさまざまで、神経内科、脳外科、精神神経科、あるいはリハビリテーション科などです。内科の場合もあります。窓口が複雑で一般の方にはなかなかわかりにくいのが実情です。わたしの専門はこのうちの神経内科です。

わたしがこの神経内科の道に入り、多様な神経内科疾患の中でも、特に脳卒中と、その後遺症である失語症に本格的にかかわり始めたのは、米国ボストンにおいてのことでした。一九六九年夏のことです。

そのきっかけになったのは、「ブレイン」という英国の神経内科専門誌に載ったノーマン・ゲシュヴィントという学者の「動物と人における離断症候群」（一九六五年）という論文を読んだことでした（*2）。離断症候群というのは、現在「高次脳機能障害」という名前で知られているもののひとつです。脳損傷で、ある脳領域とある脳領域の連絡が絶たれたときに生じる認知能力の障害です。専門的には「神経心理症状」と言います。

この論文で展開されていた彼の考えは、わたしがそれまでに学んでいた考えとは、かなり違っていました。それまで読んだものの多くは、心の持つさまざまな能力を、それぞれさまざまな大脳領域の働きに求めていました。

たとえば、「話す」という心理的能力があると考え、大脳の中に、その能力をすべてまかなっている領域を探します。これを「中枢《ちゅうすう》」と呼びます。「話す」という心理的能力の中枢は左大脳半球の前頭葉《ぜんとうよう》という領域、それもその左前頭葉の下前頭回後方部《かぜんとうかい》にある、などと考えてゆくわけです。

それに対して、ゲシュヴィントは、中枢という考えを放棄しているわけでは決してないのですが、どちらかというと、中枢の問題を迂回《うかい》して、これまでから疑問の余地なくその働きがわかっている感覚野《や》（たとえば、視覚情報を処理する領域など）や運動野（筋肉運動を支配する領域など）、あるいは本能行動を惹き起こすことがわかっている大脳辺縁系《だいのうへんえんけい》という領域など、基礎的な領域の働きから出発して、人間の持つさまざまな認知能力を、こうした基本的な領域の複雑な結びつきによって作り出されたものと考えます。そして、この基本的領域の結びつき（ゲシュヴィントは「連合」と呼んでいます）が大脳損傷によって切り離されてしまうこと（これを「離断」と呼んでいます）が、さまざまな認知能力の障害の原因である、と主張していたのです。

当時のわたしは、まだ何の経験もないまま、ただ論文を読んでいるだけでした。実際の症例を知らないのですから、その論議が当を得ているのかどうかは、実はわかるわけもないのですが、複雑さで鳴る神経心理症状を、まさに「快刀乱麻を断つ」のたとえどおりすっきりと説明しているところに、すっかり挑発されてしまいました。これは面白い。このゲシュヴィントが唱えているような方向の研究をやろうと思い立ったのです。

ゲシュヴィントがこの論文を載せているブレインという雑誌は、一八七八年に創刊された伝統ある医学雑誌で、表紙にはBRAINと大きくタイトルがあり、その下にA JOURNAL OF NEUROLOGY（神経内科学専門誌）とあります。彼の所属を見ますと、ボストン・ヴェテランズ・アドミニストレーション病院（略称ボストンVA病院。退役軍人局所管病院）失語症研究部門、およびボストン大学医学部ニューロロジー教室となっています。ここで勉強したいな、と思いました。

思い切ってゲシュヴィント先生に手紙を書きました。断られてもともとと思っていたのですが、行動は起こしてみるものです。なんと、「ボストンVA病院のニューロロジー部門にレジデントとして採用してもよい」という返事をいただいたのです。レジデントというのは、医学部卒業後、一年間のインターン（こちらは一般臨床研修）を経た、専門科臨床研修医のことです。

　ボストンVA病院でのレジデント生活は知らないことや慣れないことばかりで、予想以上に大変でしたが、研修プログラムは充実していました。多様な神経系疾患の診断の仕方、脳や脊髄《せきずい》の剖検《ぼうけん》（死亡した方の解剖）の仕方、脳波や筋電図の取り方・読み方まで、多くのことを学びました。何度も何度も自分がいかに勉強していなかったか、いかに何も知らないかを、いやというほど思い知らされ、自己嫌悪にも陥りましたが、そのたびに、だからこそはるばるボストンまで勉強に来たのだ、と思い返しては、なんとか切り抜けました。その支えのひとつが、週一回の失語症検討会（アフェイジア・ラウンド）でした。

　この会には、いつも、ノーマン・ゲシュヴィント（以後、敬称は略します。実は、彼は、わたしがVA病院に着任したときには、ハーヴァード大学に移っており、残念ながらVAの神経内科［ボストン大学所属］にはいなかったのですが、失語症検討会には参加していました）、失語症研究部門のゲシュヴィントの後任責任者であるフランク・ベンソン、次席のマーティン・アルバート、さらにＶＡ病院に置かれている心理学部門（主に失語症と健忘症を研究していました）の主任ハロルド・グッドグラス、同僚のデーヴィッド・ハウス、さらにイーデス・カプランなど、この分野では世界に名をとどろかしている人たちが参加していました。ここで交《か》わされる活発な議論を聞きながら、いつかはこの人たちと対等に議論できるようになりたい、という気持ちをかきたてられたものでした。レジデント最後の年である三年目には、念願の失語症病棟へ配属され、フルに失語症の患者さんたちと向き合うことができたのです。

一九七二年秋、わたしは、無事、ボストン大学のレジデント・プログラムを修了し、再び母校の神戸大学へ戻ってきました。その後、神戸大学精神神経科、兵庫県立姫路循環器病センター神経内科、兵庫県立高齢者脳機能研究センター、東北大学医学部高次機能障害学分野と、職場を変えつつ、神経内科医として失語症の診察を続けることになります。

言葉は心の動きの表れ

個人的な話が長くなりました。これから本書を通して、「言葉と脳と心」について、わたしがこれまで考え続けてきたことを、なるだけわかりやすく述べていくことにしますが、その論点や問題意識は、すべて、このボストンＶＡ病院神経内科・失語症研究センターでの経験に原点があります。ですので、ときどきこのボストン時代に立ち返りながら、話を進めていくことにします。

繰り返しになりますが、本書は、主に、脳卒中などの脳血管障害によって起こる失語症をテーマとし、多様な失語症状のうち、代表的な症状群のいくつかを選び、その発症メカニズムについて、わたしの考えるところを、できるだけわかりやすく解説したものです。詳しくは各章で述べますが、わたしは失語症について、だいたい以下のような考えを持っています。

失語症は言葉の障害です。言葉は心の動きの表れですから、言葉に障害が出るということは、心の動きに障害が起こっていることを意味します。ところが心の動きは、厄介なことに「主観的」な現象です。本人にしか経験できません。

脳の働きは「客観的」な現象ですから、その形態の変化を見ようと思えば見ることができますし、その働きを測ろうとすれば、測ることができます。ですから、その見方や測り方もどんどん進歩し、どんどん精密になっています。最近では、脳内の一個の脳細胞を生きたそのままの状態で観察することすら可能になってきています。もっとすごいことには、脳の働き（電気活動）をモニターして、そのモニターしたデータを使って、義手や義足を動かす技術すら、開発されはじめています。

でも、その脳が作り出す心はと言えば、こちらは主観的現象ですから、客観的現象である電気活動と同じように外からモニターすることはできません。つまり、脳科学の進歩と同じ勢いで、心の科学がどんどん進歩する、ということにはならないのです。

たとえば、これは第2章で取り上げる予定ですが、ある人が、脳血管障害になって、言葉が話せなくなったとします。この場合、この人の脳血管障害の原因は何か（たとえば、左中大脳動脈起始部に動脈瘤《どうみゃくりゅう》があってそこが破裂した）や、脳のどの場所がやられたか（たとえば、左大脳半球前頭葉下前頭回後方部が壊されている）などということは観察によって突きとめることができますが、心の動きの何がどうなって言葉が話せなくなったのかということは、この観察という方法では突きとめようがないのです。観察の対象は心ですから、外からのぞこうとすると、消えてしまいます。仏教じゃありませんが、色即是空《しきそくぜくう》です。対象（色）は存在しない（空）ことになります。

観察できるのは、しゃべれなくなっているという結果事実だけで、この事実は動かないのですが、なぜしゃべれなくなっているのか、というからくりを見ることはできないのです。だからといって、敵は主観的な現象だから、見えないし、測れないし、お手上げだ、ですませるわけにはいきません。なんとかその主観的な心の動きを外から理解する手立てを考えなければなりません。じゃあどうするかというと、こちらが相手のしゃべれない理由をさまざまに推論するわけです。しゃべれなくなったのは言葉の記憶を失ったためだろうとか、しゃべるための運動イメージの記憶を失ったためだろう、などといろいろ推察するわけです。もっと科学的な表現を使えば、仮説を立てるのです。言葉の記憶などというものや、運動イメージの記憶などというものが、ニューロンや化学伝達物質のように実体として、脳のどこかに隠れているわけではありませんから、仮説にすぎないのですが、その仮説が現に出現している症状をうまく説明できれば、あるいは自分自身の主観的世界の経験とうまく符合すれば、ある程度は正しいものと考えることができます。証明はできませんが、説明にはなります。

脳から心への橋はどのように架かっているか

こうした脳と心の厄介な関係については、昔からいろんな学者がいろんなことを言っています。

脳と心は別々に存在し、お互いに独立だとか、脳と心は別々に存在するのだが、お互いぴったり対応しているとか、心は脳の付随現象にすぎないとか、心は脳が作り出したそれまでにない新しい現象だとか、脳と心はまったく同一の現象で、観察すれば脳で、経験すれば心なのだとか……。

心の動きは主観的現象、脳の働きは客観的現象という原点にこだわると、このようにふたつの関係は実に面倒なのです。ところが、哲学はいざ知らず、医学の学会ではこんな問題が取り上げられることはまずありません。医学は実用の学問ですから、当然と言えば当然かもしれません。考えても解決できる問題ではなさそうですし、だいたい考えるのも面倒な問題です。

心を研究の対象にしている学問分野は心理学と呼ばれています。心理学はもと哲学の一部でした。やっぱりなあ、と思います。心という現象をまともに考えようとすると、なんとなく哲学っぽくなるのです。でも、心理学は哲学という出自を離れ、いまや独り立ちの学問になりました。哲学よりも、むしろ自然科学に近い分野とみなされています。ですが、研究対象が心であることは変わりません。心を相手にする限り、この認識の壁は残ったままなのです。

結局、脳損傷の結果、ある心理活動に障害が起こったとしたら、その障害の原因を脳損傷に求めることはできず、なんらかの心理活動自体の障害に求める以外、方法がないことになります。つまり、ある心理現象にはその心理現象の前段階があるはずです。その前段階にはそのまた前段階があるはずです。なんらかの心理活動がなんらかの心理活動を惹き起こすわけです。その心理的前段階を原因と考えずに、心理活動以外の活動が心理活動を惹き起こすと考えると、話がおかしくなってしまいます。つまり、原因と結果という考え方は、同じ次元のできごと（電気活動なら電気活動、心理活動なら心理活動）には適応できますが、別の次元の現象（電気活動と心理活動）をつなぐときには使えないのです。

脳が心を生み出すというのは動かすことのできない事実です。しかし、その脳から心への橋がどのように架かっているかについては、現代の最先端の研究をもってしても、なかなかすっきりとは説明しにくいのです。

ですから、本書では、脳の働きが心を生み出すという、動かすことのできない大きく頑丈な橋だけは架けておきますが、脳自体の問題にはあまりこだわらないことにします。

「脳は考えない」

ここで押さえておきたい重要なポイントがあります。それは「脳は考えない」ということです。脳は物理化学的活動をしているだけです。「心が考える」のです。なぜ、思想に個人差があるのかと言えば、考え方（心の動かし方）に個人差があるからです。なぜさまざまな能力に個人差が出るのか、というと、やっぱり心の動かし方に差があるからです。心という摩訶《まか》ふしぎな世界を少しでも理解するためには、心をそれ自体で完結している世界とみなし、その世界の中で起きたこととして、さまざまな心の病理を考えてゆかなければなりません。

本書の組み立て

言葉の障害の原因を脳損傷の部位でなく、心の働かせ方の障害に求めるという考え方は、簡単なようで、実はなかなかすんなりとは頭に入りにくい考え方ですので、少しでもわかっていただけるようにするため、代表的な失語症の症状のいくつかを具体的なかたちで紹介し、その症状をどう読み解くか、という流れで記述を進めていくことにします。

だいたいは最初に記載された症例か、わたしやわたしの仲間が個人的に経験したものばかりですから、発表年代はかなり古いものが多くなっています。そのため、読者の中には「資料が古いな。こんなのでいいの?」などと思う方もいらっしゃるかもしれません。ですが、本書で扱うような症状に、古い、新しい、はありません。「言葉が出なくなる」などという心の働きの障害（症状）に時代は関係ないのです。

「よしわかった。でも、症状は同じでも、その症状の発症理由の解明はもっと進んでいるに違いない。もっと新しいところを知りたい」と思う方も、いらっしゃるかもしれません。しかし、実はそうでもないのです。確かに、脳損傷部位の正確な理解とか、脳神経ネットワークの働きの詳しい理解などといった、脳の働きに関する障害発生の仕組みの解明はどんどん進んでいるのですが、心の働きの何がどうなって、たとえば言葉が話せなくなってしまうのか、という点になると、脳と同じように、心もどんどん解明が進んでいるというわけではないのです。どう考えればよりよくわかるのか、というそもそもの出発点でウロウロしている、と言ってもそう間違いではありません。この点をしっかり明らかにし、わたしの考える言葉の障害の発生理由を明らかにするのも、本書の目的の一つです。

失語症は、言葉というわれわれになくてはならないもっとも大切な心の働きを壊してしまいます。壊され方はさまざまで、その程度もさまざまです。細かく見てゆくと、いくらでも細かい症状に分けることができますが、本書では、基本中の基本になる症状だけにテーマを絞り、そのテーマを深く掘り下げるように心がけました。具体的には、名前を理解できない・呼び出せない（第1章）、言葉が出ない（第2章）、言葉が理解できない（第3章）、わかっているのに正確に話せない（第4章）、言葉が空回りする（第5章）という五つの症状にそれぞれ一章ずつをあてました。できるだけ、章ごとに話が完結するようにしてあります。

言葉を考えるキーワード「心像」

ところで、本書のキーワードのひとつに「心像《しんぞう》」があります。

心の働きである思考や言語活動の元《もと》は、心が作り出すさまざまなイメージです。これらのイメージをわたしは「心像」と呼んでいます。本書ではしばしば出てきますので、あらかじめ、その意味を簡単に説明しておきます。

大脳の、視覚や聴覚など外界の知覚をつかさどる領域に新しい情報が流入したとします。すると、その情報によって、心には、それまでの感情や感覚に波や滞《とどこお》りが生じます。この動きが、心に一定のイメージを作り出します。心が自分の中に生じた変化をある種のカタチとして意識するのです。この、心に生まれ、われわれがカタチとして意識するものが、わたしの言う「心像」です。

流入する情報は、視覚、聴覚、味覚、嗅覚、身体感覚などさまざまです。ですので、それによって意識されるカタチもちがってきます。視覚から入ってきた情報は具体的な姿をともなう「視覚心像」となり、聴覚による情報は具体的な声音などをともなう「聴覚心像」、触覚情報が作り出す心の中のカタチは具体的な触りの感じを伴う「触覚心像」となります。

このように「心像」という言葉が出てきたら、「心の中で意識されるカタチ」と読み替えてください。この「心の中で意識されるカタチ」には、視覚心像や聴覚心像のように知覚性のものだけでなく、「思い」のように、知覚とは直接かかわらないカタチもあります。これらのカタチもわたしは「心像」だと考えています。ですから、本書で、心像あるいはイメージという言葉が出てきた場合、視覚的イメージだけを意味しているのでは決してないことを、ぜひ理解しておいていただきたいと思います。

本書を読んでいただいて、誰でもがほとんど無意識に行っている、日常茶飯の、何の努力も必要としないように思われる言語活動というものが、いかに複雑な心の動きに支えられているか、さらには、その複雑な心の動きの仕組みというものがいかによくわかっていないか、という事実に思いを致していただければ、と願っています。

また、失語症の患者さんが家族や身近にいる方が、なるほど失語症というのは外から見ているほど単純な問題ではないのだなと感じていただけるきっかけになれば、それだけでもいいなとも思っています。言葉がしゃべれない、あるいは言葉が理解できない、という一見単純な事実の奥に、周囲どころか、本人すらも、なぜそうなるのか、まるでよく自覚できない心の動きがひそんでいるのだ、ということを理解していただきたいのです。

そうした理解が失語症者理解への第一歩です。相手の病態に対する洞察が深まれば（よくわからないな、というのも洞察です）、相手との関係が変わります。心の響きあいが生まれます。言葉の水準で交流ができなくても、心全体での交流はより豊かになるはずです。

第1章 名前がわからなくなるふしぎ

——健忘失語

まず「名前がわからなくなる話」から始めたいと思います。

それは、子どもが最初に覚える言葉がたいてい「名前」であることからもわかるように、「名前」は言葉の基本だからです。

「名前」に関して、われわれは二種類の能力を使い分けています。

ひとつは、あるモノを見て、その名前を思い浮かべる能力です。たとえば、われわれは普通、自動車が走っているのを見ると、ごく自然に「ジドウシャ」という名前、あるいは「クルマ」という名前を心に思い浮かべます。これを、名前の「呼称能力」と呼びます。

次に、名前を聞いて、意味を理解する能力です。たとえば、「ジドウシャ」という音を聞けば、普通は目の前に自動車が走っていなくても、車の姿を心にイメージすることができます。この能力を「語義理解能力」と呼びます。

「呼称能力」「語義理解能力」とは耳慣れない用語ですが、本書で繰り返し使うので覚えてください。本章では、このふたつの能力の障害について考えます。

最初に紹介するGOさんは、わたしが駆け出しの頃に出会った患者さんです。

GOさんは、呼称能力と語義理解能力の両方に障害がありました。とりわけ、語義理解の障害にいちじるしい特徴がありました。ある名前を聞いたときに、思い浮かぶ意味の範囲が狭まってしまっていたのです。

しかも、身体の名前や家具の名前など、特定の語彙《ごい》グループに限って、意味が理解しにくくなっていました。なぜそのようなことが起きるのでしょうか？　その理由について考えます。

章の後半では、「呼称の障害」、それも特定の固有名詞だけが呼び出せなくなる症例を紹介します。意味は理解できるのに、名前が思い出せず、しかもその障害が、人や馬など特定の語彙グループに限られるという例です。

GOさんとの出会い

わたしがボストンVA病院失語症病棟に配属されて二ヵ月くらいたった頃、GOさんは入院してきました。五四歳で、大きな電気会社の主任さんでした。ご本人の印象は遠く霞《かす》んでしまいましたが、その病態は鮮明に記憶に焼きついています。

彼は自動車事故にあい、左前頭側頭骨の陥没骨折を起こしました。硬膜《こうまく》（頭蓋骨の直下にあり、脳を保護する硬く厚い膜）に裂傷があり、大脳にも裂傷がありました。意識障害が続きましたが、幸い少しずつ回復しました。しかし、言語障害が回復しないということで、八月の終わりにVAニューロロジー・サービス（神経内科）へ送られてきました。

GOさんは、モノを示してその名前を尋ねても、首をかしげるばかりで、なかなかその名前が口から出てきません。しかし、目的の言葉は出ないものの、出ない言葉をほかの表現で言い換えたりするのは結構上手です。つまり名前は出ませんが、示されたモノが何であるかはよく理解しています。先の用語を使うと、呼称能力に障害が生じています。

モノの名前を聞かされてもその名前に相当するモノを指差せないこともあります。すなわち、名前の意味理解（語義理解）も、呼称に比べると程度は軽いのですが、障害されています。

センテンス理解はまずまずです。複雑な文は理解困難ですが、診察時のさまざまな質問への理解などにはまったく問題はありません。

このようなタイプの失語症は古くから「健忘失語」と呼ばれています。症状の中でいちばん目立つのが適切な単語を思い出せないことなので、「健忘」、つまり「健」とは「よく、非常に」の意味なので、「よく忘れる」失語症という名前がつけられたのです。

「これをデスクと呼んでいいのですか？」

GOさんと毎日会っていて、どうも気になることがありました。それは呼称課題ではなく、単語の意味理解の課題で、彼がわからない、という反応を示すときの態度です。

たとえば、病室の中で「デスク」はどれかを尋ねたときです。

彼は病室にあったひとつの机のところまで歩いてゆき、そこで立ち止まりました。「これです」と答えてくれるのかと思ったら、じーっと考え込んでいます。長いこと考えたあげく、「これをデスクと呼んでいいのですか?」とわたしに問いかけてきました。

まことに奇妙な態度なので、なぜそんなことを言うのか尋ねました。彼は答えました。

「このデスクは自分がよく使っているデスクと違うので、本当にデスクなのかどうかがはっきりわからないのです」

あるいは「チェア chair」です。

彼は立ち上がり、部屋の中をぐるりと見回し、また座ります。そしてその間、「C-H-A-I-R, chair, C-H-A-I-R, chair」と言われた語の綴《つづ》りを繰り返しています。課題単語の chair は確実に聞き取っているわけです。にもかかわらず、椅子を指差せず、最後は「よくわかりません。後でもう一回考えてみます」と、降参してしまいました。

そこで本人が立ったり座ったりしている椅子を示して、これはチェアではないのかと聞きますと、彼は「はい。チェアに座ります。それがどうかしましたか?」と反問します。それでも「あ、そうか。これがチェアか!」という反応にはなりません。理解はできているようなのですが、そのことに気がつかないのです。

あるいは「ウォール wall」です。

やはり椅子から立ち上がり、「W-A-L-L, wall, W-A-L-L, wall」とwallの綴りを言いながら、部屋を歩き回ります。しかし答えることはできず、結局、「後でゆっくり考えてみます」とウォールを探すのをあきらめました。

「後でもう一回考えてみます」とか、「ゆっくり考えてみます」というのは、いったいどういうことなのでしょうか？　何をゆっくり考えようとしているのでしょうか？

「ニー（膝）knee」もわかりません。「knee, knee」とつぶやきながら、脚を眺めています。彼の視線を追ってみると、膝のあたりを見ているように思うのですが、正しく指差すことができません。

「あなたのヘアを指差してください」と指示したときも妙でした。

ＧＯさんは考え込み、それから立ち上がり、パジャマの裾を両方ともまくり上げ、脛《すね》の毛を指差しました。ついで、パジャマの胸をはだけ、胸毛を指差しました。最後に髪の毛を指差して、これもヘアです、と言うのです。確かに正しいのですが、なんとなく妙です。

どうも、「わかる」、さもなければ「わからない」という白黒判断で決着がつけられるような事態ではないようです。ＧＯさんは、たとえ正しいものを指差したとしても、なおかつ、それでよいのかどうか確信が持てないのです。わかっていないのではなく、わかっているのだけれども、そのわかり方に何か問題があるようです。

しかも、このようなふしぎな語義理解の障害は、すべてのモノの名前で見られるわけではありませんでした。椅子や机など家具の名前、壁や天井などの屋内構造物の名前、それに膝、髪の毛などの身体部位の名前に限られていました。病院の外へ連れ出していろいろ尋ねてみましたが、道路や電車など屋外構造物の名前の理解に問題はありませんでした。時計や鉛筆など日常物品の名前も大丈夫です。色の名前もわかります。これもふしぎです。

抽象的態度と具体的態度

先に述べたように、私が在籍したボストンＶＡ病院神経内科では、毎週、失語症検討会（アフェイジア・ラウンド）が行われていました。そこで、ゲシュヴィントがＧＯさんを詳しく診察してくれました。彼の意見は、ＧＯさんの言語症状は「健忘失語」と考えてよいが、その原因の一部は「抽象的態度の喪失」によるものであろう、というものでした。

健忘失語という診断は納得です。ですが、「抽象的態度の喪失」が理解できません。なんでもクルト・ゴールドシュタインという大学者の説だそうです。さっそく、彼の著書を買いに書店へ走りました。手に入れた『言語と言語障害』（一九四八年）を拾い読みしてみますと、確かに大脳損傷患者では「抽象的態度」が障害されると繰り返し主張しています（＊1）。

抽象的態度の障害とはどういうものかを、彼は「具体的態度」と対比させて説明しています。「具体的態度」とは、（脳損傷）患者が何かの課題を与えられ、その課題を解決しようとするとき、与えられた刺激の「具体的な性質」にとらわれてしまうことだそうです。たとえば、一本の鉛筆を見せられて、その名前を問われたとします。このとき、その鉛筆の色や、削り具合や、商標マークや、芯の太さなど、細かいことに観察の目を向けてしまい、名前が思い出せなくなることがあるとします。これは鉛筆という刺激に対して具体的態度をとっているのだ、というのです。

これに対し、鉛筆を見せられて、万年筆でもなし、シャープペンシルでもなしなどと、鉛筆を数ある筆記道具の一種類とみなせば、これは抽象的態度をとっているのだ、というのです。「書く道具」という鉛筆の一般的な機能を思い起こす、そういう心の働きです。その対象だけが持つ特徴にこだわるのではなく、その対象がほかの類似の対象と併せ持っている共通の性質を見ようとする力です。

抽象的態度と具体的態度は、どちらも対象を理解するときに必要な心の構え方です。われわれは必要に応じて、どちらかの態度を選択して対象に接していると考えられます。ところが、脳損傷では、具体的態度はとれるものの、抽象的態度をとることができなくなってしまうというのです。

鉛筆の例はわたしが適当にでっちあげたものですが、ゴールドシュタインは、色の名前が呼び出せず、かつ理解できなくなったＢＭ氏の症状を例に、抽象的態度の消失とはどういうことかをわかりやすく説明しています。

たとえば、ＢＭ氏に、さまざまな色の糸を束ねたものから一本だけを抜き出して、その糸の色の名前を尋ねます。たいていの場合、彼はとまどい、考え込んでしまってなかなか答えられません。まれには正しい名前も言えるのですが、そんな場合でさえ、その名前でよいのかどうか、確信が持てないようです。重ねて聞いても、「桜の赤みたい」とか、「オレンジみたい」とか、「わすれな草みたい」などと、「みたい」というあいまいな表現が返ってきます。

提示した色糸の名前をＢＭ氏が言えないとき、検査者は「赤？　青？　緑？」などと、いくつかの名前を言い、選ばせるのですが、それでも正しい名前を選べません。さらに「赤糸はどれ？」と聞いても、正しいものを選ぶことができません。考え込むばかりです。

色糸を一本見せられて、その糸の色に名前をつけるとき、健常者（脳に損傷のない人）がまず見るのは、その色が持っている個別のニュアンスではなく、その個別の色が属しているあるおおまかな性質（あるいは一般的な性質）です。その性質を抜き取り、そのおおまかな性質に対して「赤」とか「青」とかいう名前を与えます。これが抽象的態度です。

一方で、もしその色の個別のニュアンスだけを見ているとしたら、われわれは何かその色にもっとも近い色を持つモノにたとえてその色を表現することになります。これが具体的態度です。ＢＭ氏の「桜の赤みたい」とか、「オレンジみたい」という答えぶりは具体的態度の現れと考えられます。

ＢＭ氏の場合、色の名前の理解に際しても、同じトラブルが起こっているとゴールドシュタインは考えます。われわれは「アカ」なら「アカ」という名前を、ある範囲の色合い（色相）や、鮮やかさ（彩度）や、明るさ（明度）を持つ多くの色に対して大雑把に適用しています。個別的な対象の色は実はさまざまなのですが、その差異を無視して、「アカ」でくくってしまいます。

もし、色名「アカ」を聞かされたとき、ＢＭ氏がこのアカの音の記憶を使ってアカに似た色の記憶を思い出せなくなったと仮定しますと、「アカ」という名前の理解は困難になることが予想されます。「アカ」と聞いても、自分の記憶にある具体的なアカ色だけが思い出され、その記憶の中のアカ色と、目の前のそれぞれの糸の具体的な色相や彩度や明度との違いにこだわって、「アカはこの糸」という大雑把な決定ができなくなってしまうでしょう。

ゴールドシュタインは、このようなBM氏の色名の呼称と理解の障害を、抽象的態度の障害の具体的な現れである、と説明しています。

彼は、この抽象的態度のことを、別のところではカテゴリー的態度とも呼んでいます。カテゴリーは日本語だと範疇《はんちゅう》です。同じような性質を持つものが含まれる範囲のことです。色名に限らず、対象や経験につけられる名前というのは、すべてある共通の性質を代表させるために用いられます。あるカテゴリー（範囲）に入る事物や経験を――実はそれらは具体的にはひとつひとつ微妙に違っているのですが――ひとつの名前にくってしまうのです。

話を戻します。なるほど、ゲシュヴィントのコメントの通り、GOさんの語義理解障害は、彼が抽象的態度、あるいはカテゴリー的態度を取れなくなってしまったせいだ、と考えるとよく理解できます。

デスクという単語を聞かされたときの、GOさんの反応を思い出してください。GOさんが使ってきたデスクという名前は、自分の家や職場にある物体を指すときに使ってきたもので、病院に置かれている類似物体には使ったことがないわけです。目の前の物体と自分がデスクと呼んできたものとは同一の形態を持っていないのですから、違うものにデスクという呼び名を与えてよいのだろうか？　うーむ、わからん。ということになったのでしょう。デスクという名前が自分のなじんできた机の具体的な「記憶心像」（記憶の心の中でのカタチ）だけを生き生きと呼び起こし、その記憶心像の仲間（机のカテゴリーに入るはずのさまざまなカタチの記憶）は呼び起こさないのかもしれません。

あるいはウォールに対する反応を思い出してください。壁というのはある意味、抽象的な対象です。壁だけが独立の構造物としてそれぞれ立っているわけではありません。建物の一部としてしか存在しません。ですから、「家の一部で、部屋を仕切るための垂直性の面的構造体」という、壁の持つ独特な抽象的性質を理解できないために、家屋の一部を指す言葉だということがわかっていても、具体的にどの部分なのかを、いきなり指差すことができないのかもしれません。

実際、ウォールはどれかと尋ねられたときのGOさんの対応は、そのような推定がまんざら間違っていないことを思わせるものでした。

GOさんは、尋ねられるたびに答えに困っていた、壁や天井に関して簡単な図を作ったのです。もちろん自発的に、です。図には天井、壁、床の三者の関係が簡単に表してあり、それぞれに名前が書き込んであります。床には「歩くところ」と注がついています。

図を準備できるということは、彼がシーリング、ウォール、フロアの名前が表しているモノの空間関係自体はよく理解していることを証拠立てています。しかし、いきなり単独で、ウォールとか、フロアとか個別に名前だけを出されても、この抽象的な関係を呼び起こせないのです。この図を見ながらなら、彼は簡単にウォールを指差すことができました。

特定の意味グループの語だけがわからない

ＧＯさんにはもうひとつよく理解できない症状がありました。先に述べたように、わからない語は屋内構造物の名前（壁とか床など）、家具の名前（椅子とか机など）、および身体部位を指す名前（膝とか脛など）に限られています。ある特定の意味グループに障害が限られているのです。すなわち、呼称能力は調べた対象すべてで落ちていましたが（「落ちる」とは専門家の言い方で、「なくなる」という意味です）、語義理解障害は特定の語彙群に限られていたのです。

これはいったいどう説明すればよいのでしょうか？　なぜこれらの特定の語彙グループにだけ、語義理解障害が生じているのでしょうか？

この現象は、ゴールドシュタインの抽象的態度の障害では説明できそうにありません。

抽象的態度の障害だとしたら、すべての対象物名の理解で同じ困難が起こってよいはずです。

そこでわたしは、当時自分の指導医だったマーティ（マーティン・アルバート）といろいろ仮説を立ててみました。

まずひとつの仮説は、「人工物、つまり人間が作り出した道具の名前がひとつの大きな意味のグループを形成しており、このグループの意味基盤だけが崩壊したのではないか」というものです。でも、この説明は無理です。なぜならGOさんには身のまわりの道具名については障害はなかったからです。

第二の仮説は、さまざまなモノの、自分からの距離の違いが理由ではないかというものです。なんらかの生物学的な理由によって、身体および身体に近い位置にある対象物を表す語彙の意味だけが不安定になってしまったのかもしれません。この仮説だと、室内物のほかに身体部位名の意味に障害が生じていることが説明できます。しかし、鉛筆だとか、消しゴムだとか、歯ブラシだとか、身のまわりの道具名の理解に問題がないという事実を説明できません。これらは屋内構造物より自分に近いモノの名前です。

第三の仮説は「全体と部分」という考え方です。身体部位や屋内構造物の名前は独立した対象につけられたものではなく、独立したものの一部を表す名前です。壁の意味を聞かれて天井と床との相対的関係を示す図を見ながらであれば、その意味が理解できるのは、全体とその部分の関係がわからなくなっているからだ、と考えれば、納得できます。しかしこの仮説だと、机や椅子のような独立物でも、その名前が理解できないことが説明できません。

いろいろ考えましたが、結局のところ、なぜ語義理解障害が特定の語彙カテゴリーに限局しているのかをうまく説明することはできませんでした。確実なことは、脳損傷では、ある意味に属する語彙群に限局して、語義理解の障害が起こりうるというふしぎな事実だけでした（＊2）。

なお、この症例では残念ながら病巣は特定できませんでした。まだＸ線ＣＴ（コンピューター断層写真）もＭＲＩ（磁気共鳴画像）もなかった時代です。手術所見と脳スキャンから見て病巣は左大脳半球の頭頂《とうちょう》・側頭葉《そくとうよう》付近（次ページ、図1）にあるとしか言えませんでした。

しかし、病巣の特定はできなくても、この経験を通して、ゴールドシュタインの「抽象的態度の障害」という考え方に出会うことができたのは収穫でした。名前が言えないとか、名前の意味が理解できないとかいう症状の背景には、複雑な心理過程の障害が潜んでいることを実感できたからです。

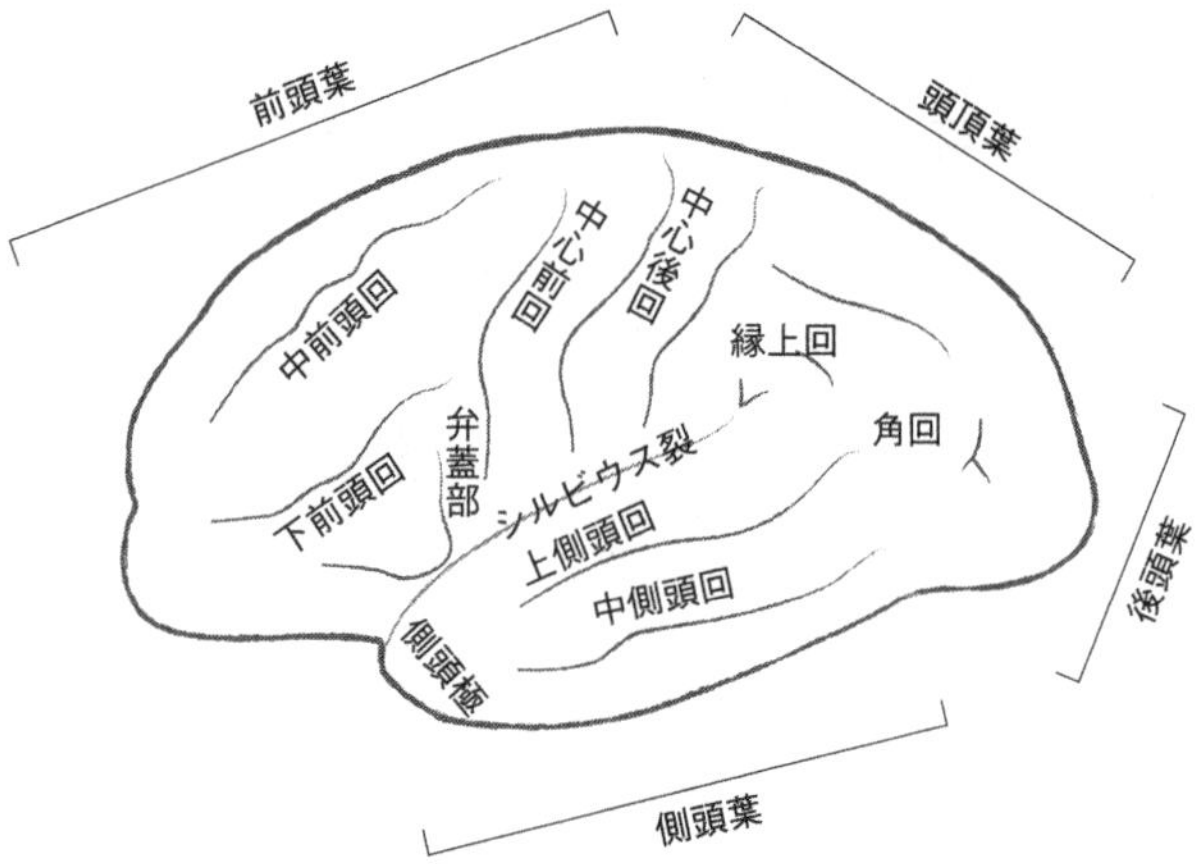

図１．左大脳半球外側面の模式図。本書で述べるおもな領域を示しています。

からだの部位名と建物の部位名に限ってわからない

その後、わたしは、兵庫県立姫路循環器病センター神経内科で働いていた時代に、このGOさんと類似の症例に遭遇しました。ボストン時代からすでに二〇年がたっていました(この症状を細かく検討してくれたのは同病院神経心理室の心理判定員［当時］、藤森美里さんでした)。

患者はAさん、脳梗塞で失語症を発症したケースでした。色名(白、赤など)、身体部位名(胸、肩など)、動物名(猿、羊など)、野菜名(ねぎ、なすなど)、果物名(柿、メロンなど)、日用品名(歯ブラシ、杖など)、衣類名(靴、ネクタイなど)、屋内家屋部位名(トイレ、風呂など)の八つの語彙グループについて調べたところ、身体部位名と屋内家屋部位名の名前の理解能力(語義理解能力)や、その名前を思い出す能力(呼称能力)だけが落ちていたのです。

MRI画像では、左大脳半球頭頂葉(図1)を中心に広範な病変が見られました(＊3)。

Aさんは、なぜ身体部位名と家屋部位名の呼称と理解だけが混乱するのでしょうか？この症例の主要病巣である頭頂葉は空間認知に重要な領域であることがわかっています。身体部位名も家屋部位名も空間関係の理解を土台に成立する名称群です。全体に対する部分、あるいは部分と部分の相互関係という空間関係が理解できなければ、カタ(肩)だとか、カベ(壁)だとか言われても理解しようがありません。屋内や身体などの空間関係にかかわる空間イメージが左右の頭頂葉で作り出され、そのイメージに結びつく名前(聴覚心像）は左頭頂葉を基盤に成立するのではないかと考えられます。

Aさんと、先に述べたGOさんの例を合わせますと、次のことがわかります。屋内構造物（壁や床）と身体部位（肩や頭）を表す名前の成立には全体と部分の関係を抜き出す力が必要で、GOさんとAさんの症例では共通して、この力が侵されたのだと考えられます。

一方で、家具（椅子や机）を表す名前の理解には、また別の、なんらかの抽象能力が必要ではないかと考えられます。この能力は、Aさんの例では障害されなかったのです。

からだを触られてもその部位の名前が出ない

わたしはその後、姫路から仙台の東北大学へ移ったのですが、東北大学時代に、今度は数ある名前の中で、身体部位名の理解障害だけを生じた例に出会いました（＊4）。この症例を詳しく検討してくれたのは鈴木匡子講師（当時。現在は山形大学医学部教授）です。

症例は六六歳の右利き男性HTさんです。HTさんは、しゃべることのできなくなった、重度のブローカ失語です（ブローカ失語とは、ほとんどしゃべらなくなってしまう、すなわち発語量が減ってしまう失語です。第2章で詳しく取り上げます。ここはそのまま読み流してください）。ですので、モノを見せて名前を尋ねてもまったく答えられないのですが、相手の話していることとは理解できます。しかし、身体部位名だけは名前を聞いてもあまりよく理解できないのです。

この点について、鈴木さんは詳しく調べました。

具体的には、一〇の意味グループ（家具・乗り物・衣類・道具・陸生動物・水生動物・果物・野菜・家屋構造物・身体部位）を選び、それぞれの意味グループに属する対象の絵を一〇個ずつ準備しました。

HTさんの課題は、聞いた名前に合わせて、同じ意味グループに属する一〇枚の絵から、その名前を持つ対象を描いた絵を選び出すことです。あるいは、聞いた名前に合わせて、一〇種類の意味グループに属する対象を混ぜ合わせた一〇枚の絵から、その名前を持つ絵を選び出すことです。

課題の結果は、実にくっきりしたものでした。同じ意味グループの一〇枚から目的の絵を選ぶ場合、失敗したのは身体部位名を聞かされたときだけです。ところが、身体部位名であっても、一〇の意味グループ群を混ぜ合わせた一〇枚からなら、命ぜられた一枚を問題なく選び出すことができました。

たとえばカタ（肩）なら、カタという言葉を聞けば、カタが身体部位名であることは理解できます（肩の絵を、蛙の絵や自転車の絵などから選び出せる）が、正確に身体のどこを指す名前か、ということになると、意味がはっきりしない（肩の絵を、足の絵や手の絵などの中から選び出せない）のです。

何がどうなっているのでしょうか？

仮説としては、HTさんが持っているはずの身体イメージが壊れてしまっている可能性があります。もし、なんらかの理由で身体イメージが作り出せなくなっていれば、名前を聞いてもその名前を結び付けるべき相手が見つからないことになるからです。この点をはっきりさせるためには、HTさんの中で、身体イメージが正しく作られているかどうかを調べておく必要があります。

そこで、鈴木さんは、HTさんに目を閉じてもらい、その後で彼のからだのあちこちに触り、しばらくして、どこに触ったかを指し示してもらいました。まったく問題はありませんでした。すべて正確に、触られた部位と同じ部位を指すことができました。

別の方法でも調べました。今度は、人体の図を見せ、自分の触られた部位を、指差してもらいました。これも問題ありませんでした。自分の触られた部位が自分のからだの、あるいは人形図のどこかということは正しく理解できているわけです。

念には念を入れよ、です。今度は人形の絵を描いてもらいました。彼が描いた人形は手も足も顔も適切なプロポーションを示し、別に描いてもらった手や足も、それぞれ五本の指の位置関係も大小関係も正確でした。要するに、身体イメージは壊れていないと考えられます。つまりHTさんの中では、脳損傷の結果、（単語理解という能力に限っての話ですが）身体部位を表す名前だけが意味を失ってしまったと考えられます。

身体図式

HTさんの脳MRI検査では、左大脳半球前頭葉弁蓋《べんがい》部に加え、左大脳半球頭頂葉角回《かくかい》部、およびそれに連続する側頭葉上側頭回《じょうそくとうかい》後端に病巣が認められました（40ページ、図1）。このうち、頭頂葉・側頭葉病巣が身体部位名理解障害の「責任病巣」（病気の原因となる部位）だと考えられます。

頭頂葉は、すでに述べたように空間処理にかかわる領域ですが、その機能の中には身体各部位の空間関係の処理が含まれます。そもそも頭頂葉の最前方部（次ページ、図2の体性感覚野という名前の領域）は身体感覚の中枢です。

詳しく言いますと、からだのあちこちを触られたときの感覚（触覚）はこの部分の皮質に伝えられます。あるいはからだのあちこちを動かしたときの感覚、あるいは動かされたときの感覚（「固有覚」）も同じところへ伝えられます。これらの感覚を統合して身体全体の関係を理解するための全体感覚が作られます。

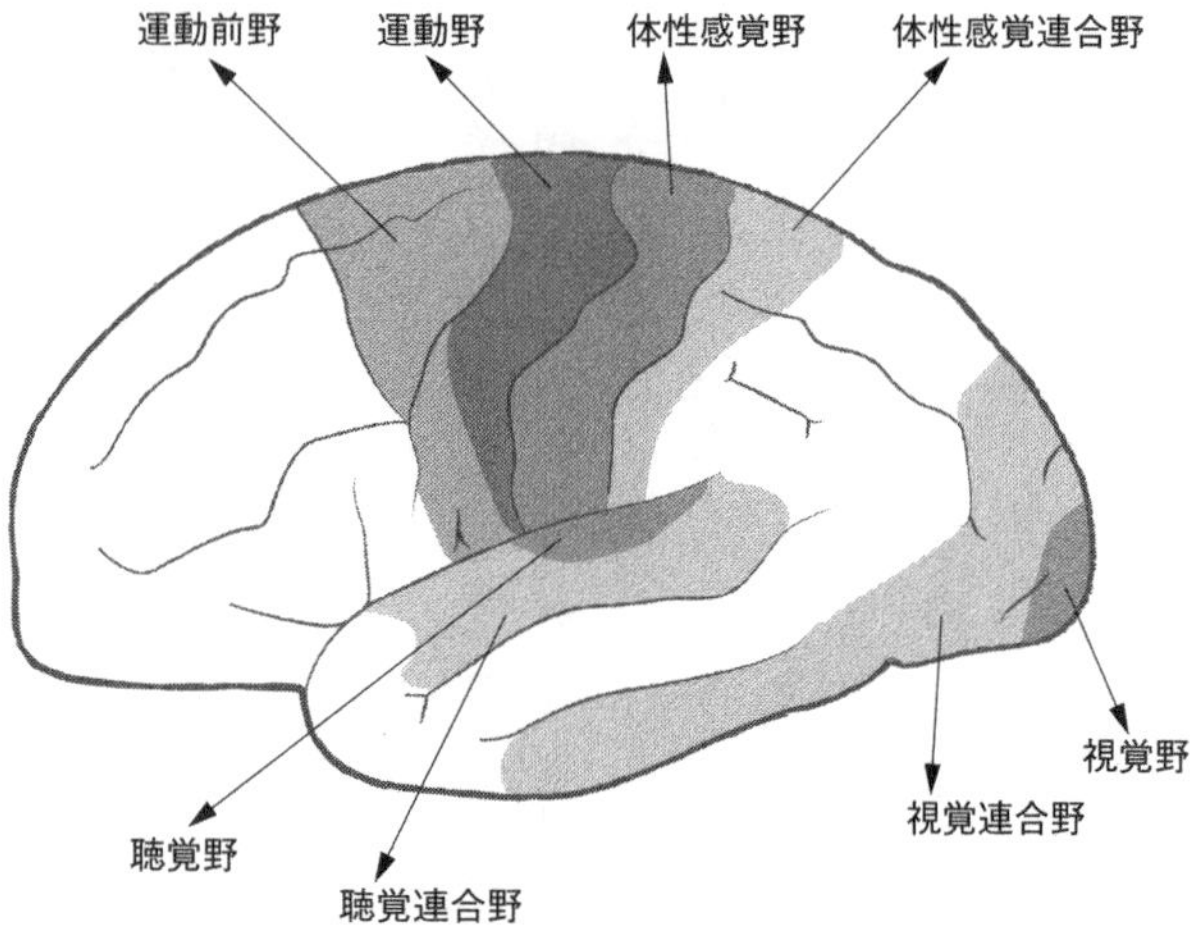

図２．左大脳半球外側面の模式図。大脳のおもな機能領域を示しています。

この身体全体の感覚を「身体図式」などと呼びます。こうした身体全体の関係を一挙に把握する図式がなければ、からだの一部、たとえば右手の小指なら小指に触られたときに、触られた部位が、からだ全体のうちの右側で、その右側のうちの手の部分で、その手のうちの小指で、その小指の先端だ、などととっさに位置づけることはできないでしょう。「あ、触られた、でもどこかわからない。とにかく身体のどこかに触られた」ということになってしまいます。

身体図式は固有覚に基づいて作り上げられます。固有覚とは、関節の動きなど、運動の感覚を言います。その感覚は直感的なものですが、これに実際の触覚性、あるいは視覚性のからだのイメージを重ねて、心の中で、身体の具体的なイメージが完成します。

このイメージは、先にプロローグで説明した心像、すなわち「心の中にある情報が入ってきたことで意識されるカタチ」にあたります。

この場合、情報は触られたことによる触覚として入ってきます。プロローグで、心像という考え方、概念について述べましたが、ここでは「身体」に関する「心の中の情報のカタチ」なので、「身体心像」と呼びます。この身体心像にテやアシなどという語音（名前）が結び付けられます。そしてこれが「手」や「足」という身体部位名として、心の中で明確なカタチをとるようになります。名前を身体部位イメージに結ぶ働きが、ＨＴさんの左頭頂葉・側頭葉領域にあり、この働きが障害されたのだろう、と考えられます。

このHTさんの症例に、先に述べたボストンでのGOさんの症例と姫路でのAさんの症例を合わせて考えますと、いっそうはっきりすることがあります。この三症例では身体部位名の理解障害が共通して生じています。ところが家屋部位名の理解障害は、GOさんの例とAさんの例だけです。さらに家具名の理解障害となると、GOさんだけになります。語彙グループの中でも、身体部位名、家屋構造物名、それに家具名は、どれも空間関係を表しているとはいうものの、それぞれ微妙に異なる心理過程によっていることがわかります。

人の名前が思い出せない

このHTさんの症例から数年後、今度は、モノの名前の中でも、人名などの固有名詞に限って思い出せない、という例に出会いました。東北大学時代の経験です。この患者Bさんは、当時助手だった深津玲子医師（現在、国立障害者リハビリテーションセンター医療相談開発部部長）が担当しました（＊5）。

Bさんは当時四七歳の右利きの大工さんでした。三六歳のときからてんかん発作に悩み、さまざまな抗てんかん剤を服用しましたがあまり効果がなく、発作は増えるばかりです。そこで専門病院に入院し、詳しく調べたところ、左大脳半球側頭葉先端に近い部位にある扁桃体《へんとうたい》という神経核に異常が見つかりました。そこで、この部分の切除手術が行われました。切除されたのは、左側頭葉外側部の先端部分（40ページ、図1の側頭極《そくとうきょく》のあたり）三センチ、同じく左側頭葉内側部前方の鉤部《こうぶ》、海馬《かいば》の先端部、それに扁桃体の下半分です。

手術後、Bさんは親しい人の名前が出にくくなったことに気づきました。それまでなかったことです。術後数日は夫人の名前も思い出せなかったそうです。主治医の名前、病院の名前、夫人の旧姓など、いわゆる固有名詞が出なくなってしまいました。新しく知り合った人物の名前もまったく覚えられなくなりました。

術後二年たってもこの困難が改善しないため、深津さんが詳しく調べることになりました。まずBさんの知り合い二五人の顔写真を用意し、名前を言ってもらったところ、たったの七人しか出てきません。「あなたのお隣のおうちの旦那さんの名前は？」などと口頭で尋ねても同じです。

しかし、ここが大事な点なのですが、写真の顔が誰なのかはよくわかっていて、「あ、この人は隣の旦那さんで……」と説明ができます。写真でなく、人物を口頭で説明した場合も、誰のことを聞かれているのかは完全に理解しています。でも、名前が出ないのです。

名前の理解能力もよく保たれていて、自分からは思い出せない名前も「〇〇さん」と聞けば、「あ、この人」と二五枚のうち、二〇枚は正しい写真を選択できました。

では、知人でなく、彼が知っていると思われる有名人ではどうでしょうか？

こちらも二五人の写真を見せましたが、四人しか名前は出てきません。後の二一人については、そのうち七人について人物説明ができました。彼によれば、見せられた写真の半分はまるで知らない人だそうです。つまり少なく見積もっても一一人のよく知っている有名人のうち、四人しか名前が思い出せなかったことになります。

一方、モノ（衣服や家具など）の名前についてもテストしたところ、こちらはほぼ問題ありませんでした。

確かに本人の訴えどおりで、「知っている人の名前が出ない」というのが最大の困難で、このこと以外に強い障害はないことが明らかです。

こんなふしぎなことがありうるのでしょうか？　少なくともわたしは経験したことがありませんでした。

ところが調べてみると、この種の報告は、続々というほどではないのですが、結構あったのです。ただし、Bさんの例のように、病巣（というか切除部位）がはっきりしている例は、それまで報告がありませんでした。

この症例で切除された左大脳半球側頭葉先端部という領域は、これまでの失語症研究では問題にされたことがない領域です。つまりこれまでの常識では、言語障害が起きるはずのない部位なのです。前からこのような困難を訴える人はあったのかもしれません。でも、大した問題ではないと、医師のほうで勝手に判断して、聞き流していたのかもしれません。

実際、わたしの個人的経験からしても、人の名前は出にくいものです。まわりの人でも、ある年齢に達すると、例外なく人の名前が出にくくなって……とこぼし始めます。わたし自身も、俳優やタレントを含めたいていの有名人の名前はからきし思い出せなくなりました。同僚の名前や、古い付き合いの友人の名前すら、ときどきひっかかってしまいます。その人が誰であるかということはわかっているのですが、名前が思い出せません。出るには出るのですが、その名前がフイと頭に浮かぶのは二時間先かもしれませんし、次の日かもしれません。その場には間に合わないのです。こんな普通の現象（と自分では信じているのですが）の背景に「責任病巣」などあるのでしょうか？　それがある！　というわけです。わたしも脳の精密画像をとるべきでしょうか？　でもいまひとつピンときません。

競走馬の名前が出てこない

ところがこのような奇妙な症例にまたまた出会うことになりました。今度の例はわたしの教室の大学院生（当時）だった大塚祐司医師が担当した患者さんです（＊6）。

この人は五六歳の右利き男性ＳＫさんで、脳出血の発症六週間後にわれわれの病院に紹介されてきました。ＭＲＩで確かめた病巣は左側頭葉上側頭回（図1）の深部で、前後に長く広がっています。

ＳＫさんは、脳出血で倒れて以後、会社の同僚や友人や親戚の名前が出なくなったそうです。さらに彼を悩ませることも起きていました。

彼は若いときからの熱狂的な競馬ファンで、大きなレースで優勝した馬の名前はほとんど全部知っていたと言います。少なくとも二〇〇頭は知っていたそうです。ところが、その大好きな馬の名前が出なくなったのです。固有名詞が出なくなってしまったのです。

固有名詞以外の名前、つまり通常の物品や家具などの名前についてはそれほど強い障害がありません。

ところが、会社の同僚、親戚、および有名人の顔写真については、会社の同僚二七人のうち五人、親戚六人のうち一人、有名人一〇人のうち一人しか名前が出ません。人物を説明してその名前を言ってもらう方法をとっても、やはり六人の親戚のうち一人、有名人一

○人のうち一人しか名前が出てきませんでした。

本人が「名前が思い出せない」と訴える競走馬の名前はどうでしょうか？

これは写真を見せて、というのは無理なので、大塚医師は、スポーツ新聞の競馬欄の記事を数多く準備しました。そしてその馬の説明を聞かせて、名前を言ってもらうようにしましたが、九頭の有名競走馬について、一頭も名前を思い出すことができませんでした。しかし、心の中で、その馬の記憶がすべて消えたというわけではなさそうです。馬の名前を聞かされれば、その馬の記事を選択することはできました。どの馬のことかは完全にわかっていると言います。名前も出掛かっているようです。その証拠に馬の名前の最初の音を与えると、九頭のうち八頭までを思い出すことができました。

明らかに、ＳＫさんは固有名詞に限って名前を思い出すのが困難になっているようです。見せられた写真が誰であるかは十分にわかっています。それなのに名前を思い出すことができないのです。確かに、このような固有名詞に限った呼称障害は起こり得るのだ、ということを確信させる二例目でした。

なぜ固有名詞だけが？

固有名詞と普通名詞はどこが違うのでしょうか。

固有名詞はその名の通り、特定の、ただひとつの対象にだけ与えられた名前です。ヤマドリアッシはわたしというただひとりの人間につけられた名前で、それ以外にあてはまる対象を持ちません。もっとも同姓同名はよくありますが、それにしても親しい範囲ではひとつの名前はひとりの人しか指し示しません。固有名詞は「それが指示するもの」を一つしか持っていないのです。これに対し普通名詞は「それが指示するもの」が複数になります。「ニンゲン」という名前は、二本足で歩行し、言語を操ることができる動物すべてを含みます（＊7）。

ですから、ヤマドリアッシという名前を聞いて、わたしという人物を思い浮かべる心の中の過程と、ニンゲンという名前を聞いて「人間」というものを思い浮かべる心理過程は異なる経路をとるものと考えられます。前者は一本道に近い過程ですが、後者には数多くの経路がありえます。言い方を変えますと、前者では、ヤマドリアッシとその記憶を結ぶ脈絡は比較的単純でしょうが、後者、つまりニンゲンとその意味を結ぶ脈絡はきわめて複雑である可能性があります。感覚的にその違いを理解していただけるのではないでしょうか。

では固有名詞について、大脳の中のメカニズムはどうなっているのでしょうか？　この問いに対して簡単な憶測はできそうにありません。

われわれの二例だけを見ても、一例は左側頭葉先端部であり、他方は左上側頭回深部ですから、病巣がずれています。ほかにも左視床《ししょう》（次ページ、図3）の損傷による報告もあります。多くの報告や機能画像の研究は左側頭葉先端部が固有名詞の「言語音心像」を思い出すのに重要な役割を果たしていることを示しています。左側頭葉先端部病巣だけを重視して考えますと、人物像にかかわる意味記憶は左側頭葉中央部前方寄りに成立するという研究がありますので、さらにその前方に位置する左側頭葉先端部で人物名とその人物の意味記憶が連合されるのであろうという仮説を立てることはできます。しかしこの仮説だと、一例目にあげた、競走馬の名が思い出せないSKさんについて、説明が苦しくなります。

どうも、モノの名前の意味を理解したり、モノの名前を呼び起こしたりする心の仕組みというものは、想像以上に複雑なようです。わたしも、すでに四〇年ほども、その仕組みを考えてきたことになりますが、いまに至っても、他人はおろか、自分をも十分に納得させることのできる、名前処理一般に適用できるような説明仮説を立てることができていません。とりあえず、いろいろな障害があり、いろいろな考え方があるのだなあ、ということを理解していただきたいと思います。

この章では、さまざまなモノの名前が呼び起こせなくなる、という健忘失語、それも、

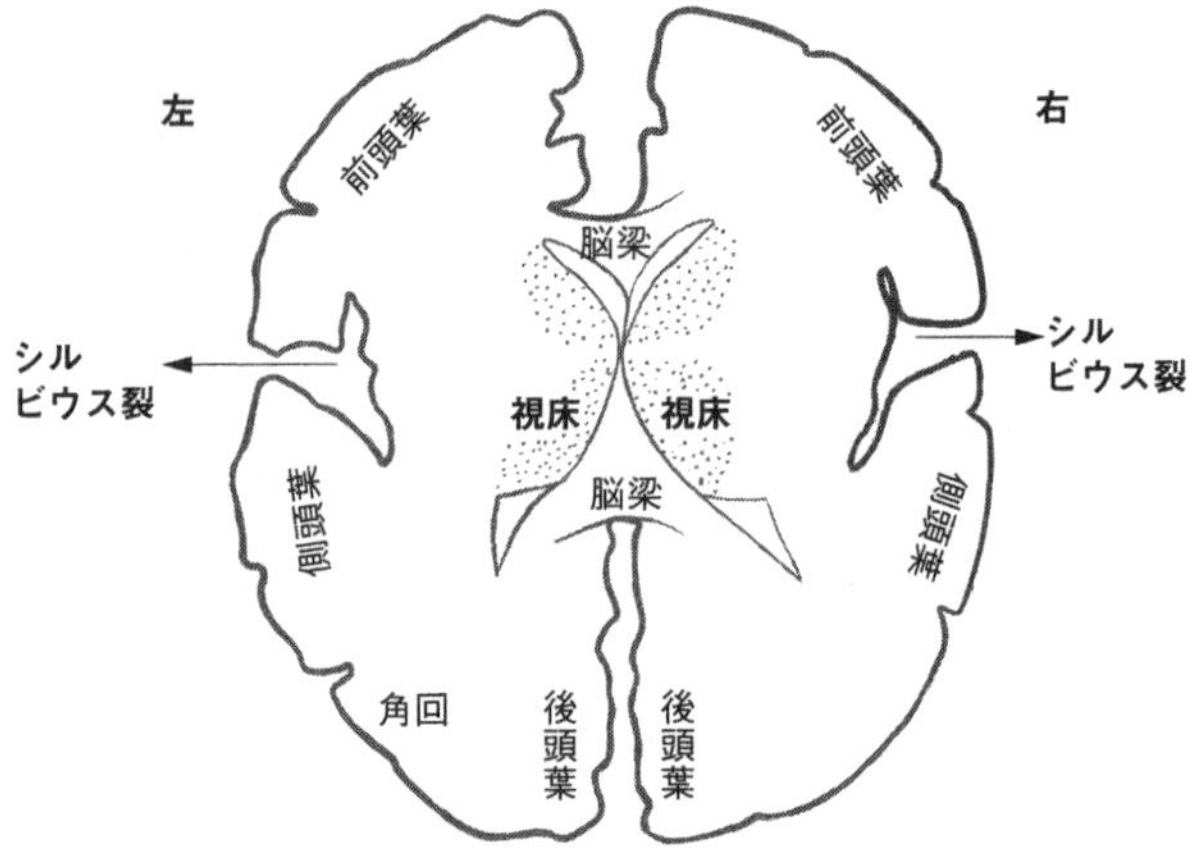

図３．大脳を頭頂部に平行な面で切断した模式図（水平断図）。左右半球の主な領域を示しています。角回は頭頂葉の一領域。視床は大脳深部にある神経細胞の集団。

呼称だけでなく、その名前の意味理解にも障害が生じる、というやや特殊なタイプの健忘失語の経験に始まって、その後出会った名詞の理解と呼称の障害の種々相を紹介しました。

個人的な経験に限っていますので、あまり、すっきりしたお話にはなりませんでしたが、次のことは言えると思います。

名前と、名前を与えられるさまざまな事象は、なんらかの心理過程によって結び付けられています。その結び付き方（脈絡）は、その意味についての記憶（身体、家具など）が大脳のどの領域に成立するかによって異なってくるようです。それが意味グループごとの名前の処理過程の違いを生み出すのだと考えられます。

第2章　発話できなくなるふしぎ

――ブローカ失語

この章では「失語症の中の失語症」と言われ、もっともよく知られているブローカ失語を取り上げます。

ブローカ失語とは、最初に症例を報告したフランスの外科医ポール・ブローカにちなんでつけられた名前です。

この失語の最大の特徴は、そもそも言葉が出なくなってしまうことです。

なぜ、言葉が出なくなってしまうのでしょうか?

その答えは、まだはっきりしていません。

そこで、この章では、この大問題の理由を三つの説を通して考えていきます。

第一の説は、ブローカ自身が立てたもので、「言語の音の組み立て（「構音」と呼びます）にかかわる神経過程が壊れる」というものです。この考えは現在でも、広く信じられています。

第二の説は、わたしが在籍していたボストン失語症研究センターの研究者たちが提唱したもので、ブローカよりも、もっと大きく問題をとらえた考え方です。言葉が出ないのは、言葉の生産の流れが悪くなっているのが最大の問題で、ブローカの唱えた音の組み立てに関する障害（構音障害）はその一部分に過ぎない、と考えるのです。

このふたつの考え方は、一見同じように見えるかもしれません。でも違うのです。この点を詳しく説明します。

そして、最後に、わたしのたどりついた仮説を述べます。

わたしはブローカ失語の基本障害は、リズム・抑揚・強勢（力を入れるところ）など、発語に内在する音楽的な側面にあるのではないか、と考えています。このリズム・抑揚・強勢などのことを「言語プロソディ」と呼びますが、思考を具体的な言語音の流れに変換する過程に、このプロソディがかかわっていると思うのです。

以上の三つの説について述べながら、「言葉を口にする、あるいは言葉を発するとはどういうことなのか？」「音が出るためには（言葉が口から発せられるためには）何が重要なのか？」そのようなことを考えてみたいと思います。

外科医ポール・ブローカの報告

ポール・ブローカ（一八二四〜一八八〇）は多才な人で、外科医でありながら、同時に人類学者であり、神経解剖学者であり、神経心理学者でした。晩年にはフランス共和国上院議員にも選出されています。

ブローカが最初に報告した失語症患者はルボルニュ氏という男性でした。彼の論文（「解剖学会会報」一八六一年）はルボルニュ氏がどんな状態に陥っていたのかを生き生きと伝えています。

邦訳が出ていますので、その冒頭部分を引用します。世界で最初の失語症として紹介された例として、読んでみてください（＊1）。

一八六一年四月一一日、ビセートル病院外科にルボルニュ氏という五一歳の男が足の甲から臀部《でんぶ》にいたる右下肢全体の壊疽《えそ》性びまん性蜂窩織炎《ほうかしきえん》（真皮深層および皮下組織の感染症のため、その部分の組織が死んでしまっている状態：筆者注）ではこばれてきた。翌日私がその男にこの病気がどうして起こったかを質問したところ、答として彼は左手で身振りをしながらタン（tan）という単一音綴（音節、あるいはシラブル）を二度つづけて言ったにすぎなかった。

ブローカがルボルニュ氏を診察したのはこのときが初めてでしたが、実は、彼はこの同じビセートル病院に二一年も前から入院していたのです。その理由は、その頃言葉を話せなくなってしまったため、ということでした。ルボルニュ氏は健康で、頭もよく、病院の中を動きまわり、「タン」と呼ばれていました。彼の精神状態は次のようにまとめられています。

彼は人が彼に言うことはなんでも判った。彼は非常に微妙な耳をそなえてすらいたのである。しかし、彼にどんな質問を向けても答えはつねにタンタン（tan, tan）であり、これにきわめて変化にとむ身振りをまじえて、彼の考えていることはほとんど表現できた。話し相手が彼の身振りを理解できないとすぐに怒り、彼の用語にただ一つだけ粗野なののしりの言葉をつけ加えるのであった。

この「ただ一つだけ粗野なののしりの言葉」というのは、「サクレノムドデュ（Sacré nom de Dieu）」というもので、わが国の「コンチクショウ」にあたるようです。

ルボルニュ氏は三一歳まで、靴型製造職人として働いており、言語能力に異常はありませんでした。その彼がどうした原因からか、突然言葉を失ってしまったのです。言えるのは、タンタンという意味不明の二音節だけ。感情が高まると、サクレノムドデュと叫んだということです。

ルボルニュ氏の、相手の言葉を理解する能力はどうだったのでしょうか？

ブローカ自身の診察によりますと、「何年前からビセートル病院にいるか」との問いには、「手を四回続けて開き、それに指を一本足す。これは二一年を意味しており、この答がきわめて正確なことはすでに知る通りである」

彼に麻痺がどんな順序で起こったかを聞くと、「まず左手の人差指をわずかに水平に振った。これは諒解《りょうかい》！ というしるしである。ついで彼は舌、右腕および右脚を私に示した。これは全く正しい」

こう読んでくると、ルボルニュ氏の、言葉を聞いて理解する能力は非常に高いようにも思えますが、その後に以下のような記述が続きます。

普通の知能をそなえた人間なら身振りで、あるいは一方の手だけでもなんとか答えるすべを見出すようないろいろの質問には返答しなかった。また他の場合にはいくつか答の意味が判らぬことがあり、患者はこのため大変いらいらしているように見えた。また答ははっきりしているが、あやまっていることもあった。たとえば、彼には子供がないのにあると言いはったごときである。それゆえにこの男の知能は、脳の疾患のためにしろ、その診察時に彼を苦しめていた熱のためにしろ、はなはだしくおかされていたことは疑いのないところである。

どうも、「人が彼に言うことはなんでも判った」とは言い難い状態であったことがわかります。
さて、外科病棟での治療は成功せず、ルボルニュ氏は転棟七日目の四月一七日に死亡しました。ブローカは脳の構造に造詣が深い解剖学者でしたので、さっそく剖検を行いました。その報告は詳細をきわめたもので、当時のパリ医学界の水準の高さを表しています。

解剖の結果、左大脳半球に大きな病変が認められました。正確には、側頭葉のうち第一側頭回（現在は上側頭回と呼ばれます）の一部、島葉《とうよう》の一部、前頭葉のうち中心前回の下方、第二前頭回（現在の用語では中前頭回）および第三前頭回（同じく下前頭回）の後方です（次ページ、図4）。病巣の中心は前頭葉にあり、中でも、下前頭回でもっとも物質欠損が広範で、この部分だけですべての物質欠損の約半分を占めていました。

ルボルニュ氏の失語症が二一年にもおよび、その間に右麻痺の悪化など紆余《うよ》曲折があったことを考慮したうえで、ブローカは、「言語の消失はいかなる知能障害、いかなる運動麻痺にもまして、脳の前頭葉の中の一つの葉が傷害された結果なのである」という結論に達しました。

この「前頭葉の中の一つの葉」とは下前頭回のことで、この文脈での「言語」とは、言語一般のことではなく、音声として表出される言語のことです。ブローカは慎重に「構音言語」と呼んでいます。言語の中でも、音の組み立てにかかわる働きです。

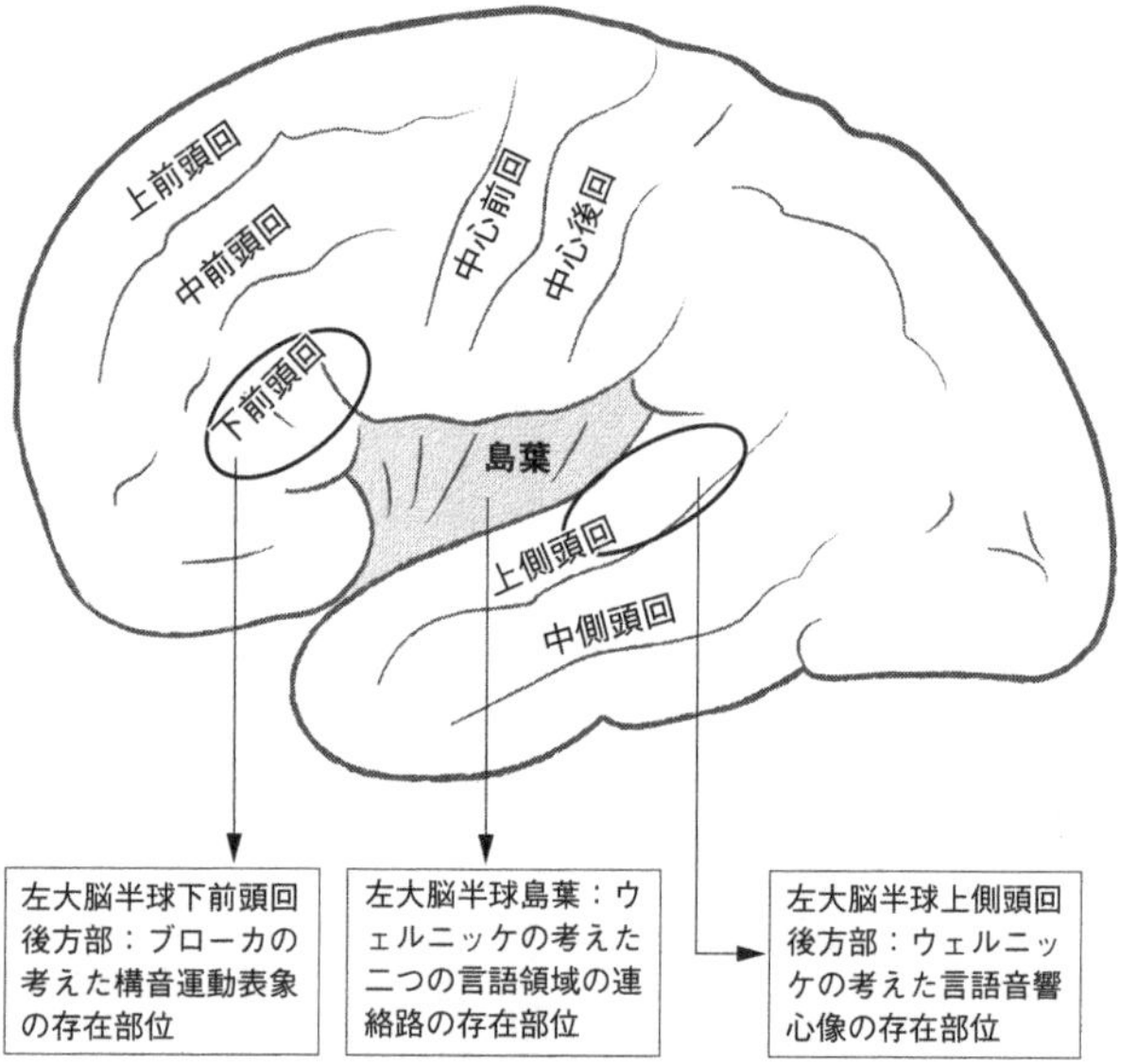

図４．左大脳半球側面図。ブローカの言語領域、ウェルニッケの言語領域、およびその中間領域（島葉）を示しています。島葉は外部からは見えません。シルビウス裂に沿って前頭葉と頭頂葉の下方をめくりあげると現れます。

ルロン氏のケース

ブローカはさらに、同じ年（一八六一年）に同様の第二例を発表します。

この患者ルロン氏は、一八六〇年四月、八四歳のとき、突然意識を失って倒れ、脳卒中と診断されました。意識は数日で回復しましたが、言葉を話せなくなってしまいました。

「彼はもはやいくつかの言葉しか発音することができず、それも発音には困難がともなった。……知能には認め得るような障害はなく、人が彼に話しかけることはすべて諒解しており、逆に彼の語彙は短かかったが、活発な身振りが加わって、彼と日常生活をともにしている人々には彼の言わんとすることが諒解できた」とあります（＊1）。

ルロン氏が発音できたいくつかの言葉とは、ウイ oui（はい）、ノン non（いいえ）、トワ trois［数字の］3の言い間違い）、およびトウジュール toujours（いつも）の四つです。そのほか、名前を聞かれたとき、ルロン Lelong と言えず、ルロ Lelo と答えたそうです。

ブローカはルロン氏の症状特徴を、

①彼は人が彼に言うことをすべて諒解していた。

②彼は自分が使うことのできる四つの語彙を明瞭に使い分けていた。

③精神的に健全であった。
④彼は数の勘定を少なくとも二桁までは知っていた。
の四つにまとめています。そして、ルロン氏は言語の一般的機能にも、発声や発音のための筋肉運動にも障害はなく、障害は、第一の患者ルボルニュ氏と同様、音の組み立てにあると結論を述べています。

ルロン氏は一八六一年一〇月二七日ビセートル病院外科に入院し、同年一一月八日、仙骨部の褥瘡《じょくそう》（床ずれ）が悪化し、死亡しました。死亡して二四時間後、ブローカはこの脳を解剖します。そのまとめによると、左半球前頭葉で、シルビウス裂の前端のすぐ下に、半球の表面がいちじるしく凹《へこ》み、窪んだ軟膜を透して表面がほぼ一フラン貨ぐらいの大きさの漿液《しょうえき》の滞留が認められました。なんと、この漿液滞留部は、ルボルニュ氏の病巣の中心部とほぼ同じ部位でした。より正確には、「第二および第三前頭回の後方三分の一をおかした、深くはあるが、きわめて限局した病変」でした。

ブローカはこの二例の失語症状が共通していることと、病巣が共通していることから、「構音言語の機能が行なわれるためには、第三前頭回（またおそらくは第二前頭回も）が完璧であることが不可欠らしいと言わずにはいられないのである」と述べています。

ブローカはその後、ルボルニュ氏とルロン氏の自験例に加えて、ほかの神経科医が経験した六症例を合わせた八例を検討し、八例すべてに共通する病巣があり、その部位は左半球下前頭回であると結論します（図4）。

この研究がパリで発表されたのは一八六一年ですが、わが日本はというと、明治維新までなお七年を残していました。この年、幕府はこれまでの種痘所を西洋医学所と改称しました。またこの四年前に開校した蕃書調所《ばんしょしらべしょ》にフランス学科を追加しています。一方、江戸では、反幕府の浪士たちが高輪東禅寺《たかなわとうぜんじ》の英国公使館を襲い、日本海ではロシア軍艦が対馬沖に居座るなど、時代は大きく動いていました。

余談はさておき、このブローカの発表は、画期的なものでした。ヨーロッパ精神を長年にわたって支配してきたのは聖書の教えですが、その聖書ヨハネ伝には、「太初《はじめ》に言《ことば》あり、言《ことば》は神《かみ》と偕《とも》にあり、言《ことば》は神《かみ》なりき」とあります。続けて、「この言《ことば》は太初《はじめ》に神《かみ》とともに在《あ》り、萬《よろず》のものこれに由《よ》りて成《な》り、成《な》りたる物《もの》にひとつとして之《これ》によらで成《な》りたるはなし。之《これ》に生命《いのち》あり、この生命《いのち》は人《ひと》の光《ひかり》なりき」とあります（このルビ付きの荘重な文章は、わたしの父親が手元に置いていた聖書からの引用です。明治三九年、神戸市江戸町九五番屋敷、英国聖書会社発行とあります）。

言葉は人間が作り出すものではなく、神そのもの、人間存在を可能にする原因そのものと信じられていたのです。これほど神聖な言語能力が、たとえその一部だと留保をつけているとはいえ、脳の特定の領域の働きに依存しているなどと、平然と主張する学者が登場し、しかもその主張が受け入れられる時代に入っていたのです。

一一〇年後のブローカ失語症

その後、ブローカが唱えた、言葉が口から出なくなるブローカ失語については、どのように考えられてきたのでしょうか？　わたしがちょうど、ボストンで修業していた頃、ボストン失語症研究センターのグッドグラスとカプランが失語症診断のための指針をまとめて、出版しましたが、その指針によると、ブローカ失語の基本特徴は次の五点にまとめられています。この、基本症状のつかみ方は、現在でもあまり変わっていません（＊2）。

すなわち、言語表現能力に関しては、

①音の組み立て（構音）が不鮮明になる。
②語彙数が限られる。
③文法生成能力がもっともよく使いこなされたもっとも単純なものになる。
④聴覚的な言語理解能力は比較的よく保たれる。
⑤字を書く能力も、口頭での言語能力に対応して、同程度に障害が生じるが、読みの障害は軽度にとどまる。

ブローカは、失われるのは、①の音の組み立てにかかわる言語能力だけであると考えていました。しかし、ブローカ以後、一般にブローカ失語と呼ばれるようになった症候群では、ここにまとめられているように、障害が生じるのは、それだけではなく、②～⑤に示したような、語彙を思い出す能力や、センテンスを作る能力のような、音の組み立て以外の能力も低下すると考えられています。

なお、ブローカは書くことの障害（書字言語障害）にあまり言及していませんが、書くことについても、発語と同程度に障害が生じます。それに対して、読むことについては、比較的良好です。

ボストンでのブローカ失語典型例

次に、冒頭で述べた、第二の説について考えてみましょう。

わたしがボストンＶＡ病院で実際に担当した患者さんで、ブローカ失語と診断した例を紹介します。

患者のＲＤさんは、六一歳の右利きの男性で、元塗装職人でした。大動脈弁置換手術を受け、経過は順調だったのですが、その五年後のある日、自宅キッチンで倒れているところを発見されました。右麻痺と失語があり、翌日ボストンＶＡ病院へ転送されてきました。

自発言語は音の組み立て（構音）にゆがみがあり、アルファベットや、単語の言い間違いがあります。発語に強い努力を要します。しかしいくつかの常套句《じょうとうく》は明瞭に発音されます。うまく復唱することができず、数字を数え上げてもらうと、一から六までは可能でしたが、それ以上は出てきません。歌を歌ってもらうと、メロディは問題ないのですが、歌詞が出ません。

モノの名前の呼称については、一〇個のモノを見せましたが、ひとつも言えません。しかし、身体の部位名の呼称では、一〇部位のうち、三部位を答えることができました。色彩名は五個のうち二個答えられました。

口頭言語の理解は、会話ではまずまずです。イエスとノーだけで答えてもらう質問には問題なく答えられます。彼の前に五個の物品を並べ、わたしが名前を口頭で言って、そのものを指差してもらいます。名前ひとつでは全部正解です。ふたつ続けても、正解しました。しかし名前を三つ続けて聞かされると、混乱してしまいます。前置詞や接続詞など、文法的な単語の理解もできません。

聞いたとおりに復唱するのは、単語のような短いものでも、音の間違いが混じります。構音も不明瞭です。

音読には非常な苦労を要し、字の読み間違いが目立ちます。理解力は簡単な命令文だと比較的いいのですが、複雑な文になると不可能です。

文字を書く能力ですが、センテンスが書けません。ただ、書き取りは文字、数字、単語とも比較的良好でした。

「しゃべる」と「ほとんどしゃべらない」の違い

病院での症例検討会では、ゲシュヴィントもグッドグラスも揃って、このＲＤさんの言語症状をブローカ失語と診断し、その症状の核心は「言葉を流暢に産み出す（産出する）能力の障害にある」とまとめました。

これは、先に述べたブローカの説明とはただ表現が違うだけのようにも思えますが、決してそうではありません。かなり本質的な考え方の差があります。

簡単に言えば、ブローカ失語といっても、タンタンしか言えない極端な人から、複雑なセンテンスは言えなくても、簡単なセンテンスなら言える人までさまざまであり、この症状の多様さ（個人差）を説明するには、ブローカが唱えたような「構音言語の機能が失われる」という説明では、無理がある、という考えです（ここでセンテンスについてひと言述べておきます。日本語にして「文」と言い換えてもよいのですが、「文」だとやや意味があいまいなので、本書ではあえて、センテンスのままにしておきます。わが国の文法学者でも、たとえば、芳賀綏《はがやすし》はセンテンスという語をそのまま用いています。彼によれば、センテンスとは「音声の切れ目までの一続きの言葉」のことです［＊3］）。

ボストンの病院のスタッフが唱えた、「ブローカ失語の中核は、言葉を流暢に産出する能力の障害にある」という説の根拠は、彼らの次のような研究に求められるものでした。

グッドグラスとF・A・クァドファーゼルらは、ボストンVA病院入院中の失語症患者を対象に、彼らとの会話を、一定時間にわたって録音し、その録音データに基づいて、詰まらないでしゃべっている部分がどのくらいあるかを数値化してみました（＊4）。また、同僚のデーヴィッド・ハウスも、ボストンVA病院失語病棟に入院した失語症例およそ八〇人の発語サンプルに基づいて、その発語障害の特徴を別の切り口で分析しました（＊5）。

その結果、グッドグラスらは、「失語症者の発話パターンは質的に異なるふたつのグループに分かれる」という結論に至ったのです。

具体的に言いますと、ひとつのグループは、発語の速度が遅く、同一の単語を繰り返して発することが多く、前置詞や接続詞などのつなぎの言葉がほとんど出ず、出る単語も断片的なものが目立ち、アーとかエーなどの間投詞が多いタイプです。

もうひとつのグループは、発語の速度が速く、同一単語の出現頻度が健常者に比べて特に多いとも言えず、間投詞の出現頻度もそう高くなく、単語の断片が出ることもそう多くはないタイプです。

こうした研究に基づいて、ゲシュヴィントは、少数の単語しか出てこない前者のグループを「非流暢性失語」、比較的多くの単語がつながって出てくる後者のグループを「流暢性失語」と呼ぶよう提唱しました(＊6)。

このグループ分けに照らしますと、ブローカのルボルニュ氏や、ルロン氏や、わたしの患者ＲＤさんなどは「非流暢性失語」に入ります。

ゲシュヴィントが失語症の発話特徴をまとめるのに使った「流暢性」という概念は、もうおわかりいただけたように、われわれが普段「あの人は流暢にしゃべる」という文脈で使う「流暢」の意味で使われているのではまったくなく、発話の流れが「比較的保たれているか・いないか」という、聴く人の印象を記述するための、専門的な意味に限局して使われているのです。

ほとんどしゃべれないのが「非流暢性」発話、それに比べれば、比較的言葉がつながっていて、聴いていて普通に近くしゃべれているような印象を持つのが「流暢性」発話というわけです。

言葉がつながって出てくるタイプ、つまり流暢タイプに分けたからといって、整った話ができているわけではけっしてありません。内容はよくわからないことが多いのです。ですから、この「流暢・非流暢」は、単語のつながりという形式だけに注目した概念です。誤解のないようにお願いします。

この流暢性失語と非流暢性失語というくくり方に対しては多くの批判的論文が出ています。「わざわざ分けることはない」という批判です。

しかし、わたしは、流暢性失語と非流暢性失語を分ける考え方は、非常に大切だと考えています。なぜかと言いますと、ブローカ失語症が示す言語障害の中核を、構音の障害（音の組み立ての障害。それも、筋肉麻痺など、構音運動そのものに直接的な原因を求められない、音のプログラム段階での障害）とみなすか、あるいはみなさないまでも、音の組み立て障害に限りなく近い水準での障害ととらえる考えでは、ブローカ失語の症状のすべてを説明するのは無理だからです。

「非流暢性発話」という考え方の優れている点は、ブローカ失語の示す言語表現能力の幅広い障害を狭い見方から解放していることです。

確かに多くのブローカ失語では、音がうまく組み立てられないという障害が目立つのは事実なのですが、決してそれだけが特徴ではありません。

発話に用いるボキャブラリーが減少していること、およびセンテンスを生成する能力が失われていることも、それに劣らず重要な症状です。これら複数の症状特徴を常にまとめて視野におさめておくためには、「非流暢性」というくくりのほうが、はるかに現実に即しています。

使える音声言語表現が極端に減ってしまう

ブローカ失語の最大の特徴は、自分の思想表現に用いることのできる言葉の数、それも適切な状況で適切に使える音声言語表現の種類が極端に減ってしまうことにあります。ここでは、必要に応じて使える言語表現の持ち駒の数のことを「発話レパートリー」と呼ぶことにします。この発話レパートリーが、ときによっては数えられるくらいにまで、少なくなってしまうのです。

発話レパートリーの貧困化の程度は、症例によってさまざまです。たとえばルボルニュ氏はタンタンとしか言えませんでした。ただしきわめて変化に富む身振りをまじえることで、自分の考えのほとんどを伝えることができたそうです。

ルロン氏は、先に述べたように、ウイ、ノン、トワ、トウジュール、ルロの五つの発話レパートリーしかありませんでした。どんなときにも、このどれかが出ます。子供の数を聞かれて、指を四本立てながら「トワ」、男の子の数を聞かれて、指を二本立てながら

「トワ」、時間を聞かれても「トワ」です。

わたしの経験では「ヒデコ」という自分の名前だけしか言えない人がいました。ご主人の名前を聞いても「ヒデコ」、時計の名前を聞いても「ヒデコ」でした。「あー」「うー」「はい」だけの人もいました。ある人は「オハヨウ」「コンニチハ」「アリガトウ」を言うことができました。でも、それだけです。「スミマセン」「ワカリマセン」「ソウデスカ」だけの人もいました。「ワカンナイ」だけしか出ない人や、「サヨウナラ」しか出ない人もいました。

ただし、以上はかなり極端に発話レパートリーが減少している例で、多くのブローカ失語では、もっと発話量があります。先に紹介したRDさんなどもそうです。

RDさんは、常套句もある程度言えますし、言い間違いも結構あります。言い間違うということは、つまり、さまざまな音声が出るわけです。数字も一から六まで数えられます。身体部位名も三個は言えます。色名も二個言えます。構音障害は強いのですが、はっきりした言葉も結構言えるのです。

日本人のブローカ失語症者の会話はどんな感じなのでしょうか。ここで、実際の会話記録を見てみましょう。

患者はKUさん。五八歳の右手利きの男性です(＊7)。

KUさんは、たとえば「調子はどうですか」というわたしの質問に、

「ありがとうございます。ちょうし……あのな……ちょうし……えーとな……ちょうしは……えーとな……ちょうしは……よいです……よろしい」

と、なかなか言葉が出ず、途切れ途切れになります。

「どんな練習をしていますか」と聞くと、

「えーとな……あい……あの……あ……い……い……、あいうえお、かきくけこ、いうてな……○から……あっぱ……らっぱ……あっぱ……○から……じお……らじお」

と、アイウエオ、カキクケコと五十音の発音練習をしていることを告げようとするのですが、うまく表現できません。

病気の前はどんな仕事をしていたのかを問うと、

「しごとはな……あの……えーとな……えーと……、た、た、た……だいく、だいくのとうとう」

と、なんとか職種名を思い出すことには成功します。大工の棟梁《とうりょう》さんなのでした。タンタンを繰り返すルボルニュ氏の症例などに比べると、発話レパートリーははるかに多いことがおわかりいただけると思います。多いのですが、話し方は「非流暢」で、自由に言葉を操ることができません。

この発話特徴をまとめますと、次の六点になります。

①発語の開始が遅れる。

②聞き取れない構音不明瞭な部分（○の部分）が混じる。

③音節水準で言い間違い（「だいく」の「だ」を「た」、「とうりょう」を「とうとう」など）がある。

④思いを適切な語として表現できない（○から……あっぱ……らっぱ……あっぱ……○から……じお……らじお）。

⑤適切な語が出たとしても、それをつないでいくことができない。

⑥発話全体に流れがなく、速度、リズム、抑揚が不自然。

ところが、このように発語の自由を失ってしまったブローカ失語症者が、時と場合によっては、なめらかでかつ適切な言葉を発することがあります。

情動のたかまりが発語を促す

もっとも有名なのは、先に述べた、ルボルニュ氏がときどき発したという「サクレノムドデュ」です。これは感情の高ぶり、もっと具体的には怒りといらだちに乗って、発せられたそうですから、状況に即した適切な言語表現です。

ところで、『悪の華』で名高いフランスの詩人ボードレールも、ブローカ失語に苦しんだことが知られています。彼も「サクレノムドデュ」とよく叫んだと言います（＊8）。ボードレールは、一八六六年、四五歳のとき、脳卒中で倒れ、右半身麻痺と重度のブローカ失語症を生じました。何もしゃべれなくなったのです。彼は収容された病院で、「Pas! Pas! Sacré Nom!... Sacré Nom de Dieu!」とののしるように叫んだそうです。

喜びを、悲しみを、怒りを、不満を、すべての思いを表現してきた詩人の豊かな語彙は消え、ただサクレノムドデュという叫びひとつが残ったのです。別の記録では、彼は「Cré nom!」「Cré nom!」としか言えなかったとしています。クレノムは、あるときは挨拶であり、あるときは呪いであり、あるときは絶望のうめきでもあった、といいます（＊8）。

フランス人はののしり言葉を普段よっぽどよく使っているのでしょうか？　わたし自身には、こうしたののしり言葉だけしか言えないなどという患者の経験はありません。いずれにせよ、これらはある程度、繰り返し使われていたはずの言葉で、その常套的表現が習慣的に滑り出してしまうのだと考えることができます。

状況が発語を促す

サクレノムドデュのような情動表現的な常套句でなく、その場にぴったりの、適切な発語が見られることもあります。

東北大学病院リハビリテーション科に入院していたある患者は、隣の患者がベッドから落ちそうになったのを見て、「アブナイ!」と叫びました。

ヒューリングズ・ジャクソンというイギリスの神経科医は、このタイプのエピソードをたくさん収集しています。

彼の患者で、病院関係者の知る限り「プー、プー」としか言えなかった人が、パンとバターを十分に食べたあと、一緒にいた友人に「no more(もういい)」と言ったといいます。また、あるとき、娘のアリスについて、「How is Alice?(アリスどうしている?)」と尋ねたそうです。さらに、別のときには、息子が彼の使っていた道具類がどこに置いているのかを尋ねたところ、実に明瞭に「Master's(旦那の家)」と答えたそうです。

別の患者は、多くの単語を発することができましたが、すべてあまり明瞭ではありませんでした。しかし字を書くことを要求されて、突然「What's all this bloody nonsense about?(なんでこんな馬鹿げたことをやらされるのか!)」と叫んだそうです。

また別の患者は、死ぬ前に妻に向かって「God bless you, my dear!」と言ったそうです。

さらにある患者は、普段はイエスしか言えなかったそうですが、あるとき、ナースに向かって「beer」と言ったそうです。しかし、ナースからその報告を受けたシスター（看護師長）の感想は、「私はずっと彼についているが、彼が何かしゃべってくれたことなど一度もない。こんな報告は信じない」というものでした。

一回切りなので、誰も信用できないのです。前記の「アブナイ！」もわたし自身が聞いたわけではなく、看護師の記録です。

こうした一回切りで、状況に適切な、明瞭な発語をジャクソンは「偶発性発話」と名づけ、失語症の発話障害を考えるうえで、重要な事実であることを強調しています（＊9）。


歌うことはできる？


ところでブローカ失語症になると、歌を歌う能力はどうなるのでしょうか？

ボストン失語症研究センターでは、失語症診断にあたって検査すべき項目に歌唱能力というのが入れてありました。実は、経験的に見て、失語の人は意外に歌が歌えることが多いのです。この点を見落とさないためです。

ＲＤさんでも、歌唱能力をチェックしたところ、いくつかの歌のメロディを正しく口ずさむことができました。ただし、歌詞は出てきませんでした。

なぜ、歌のメロディが出るのに言葉（歌詞）は出ないのでしょうか？

先の例であげたルボルニュ氏やボードレールも、鼻歌が歌えたのでしょうか？

わたしは、神戸大学勤務時代に、この点を調べてみました（＊10）。

対象は同病院と兵庫県立玉津リハビリテーションセンター（当時の名称）で、わたしがブローカ失語症と診断した二四人です。この中には、音楽家はおらず、歌を毎日歌っていたという人すらいません。この人たちに学校唱歌や民謡など、もっとも親しんでいそうな歌の名前を挙げ、知っていると答えたものを歌ってもらいました。

その結果をまとめてみますと、なんと、二四人中二一人が少なくともひとつの歌を始めから終わりまで完全に歌うことができました。全体の八七・五パーセントにあたります。

もっとも、これはメロディが出るか出ないかだけで判定したものです。そこで、歌詞をつけて歌えたかどうかに注目しますと、この二一人のうち、一五人が歌詞をつけて歌うことができました。「音節性錯語」（音節の言い間違い）が混じった人もありましたので、これを除きますと、一二人が言葉の間違いもなく、歌詞つきで歌が歌えたのです。歌唱可能な人の五七パーセントにあたります。

歌唱能力が保たれていた二一人の中には、歌の名前を言っただけで、自分から歌い始めることができた人が五人、出だしを少し歌ってあげると、歌い出すことができた人が八人いました。残りの八人は、歌い終わるまでに二回以上の手助けが要りました。

重症度と歌詞の出やすさの関係を見ますと、重度でも歌詞が出る人が結構いることがわかりました。というのは、この二四人の中には、重度ブローカ失語症と診断された人が一人いたのですが、このうち、一度もひっかからず、歌詞つきで歌い終えた人が五人もいたのです。中等度ブローカ失語症は九人でしたが、このうち六人は、歌詞つき、エラーなしで歌うことができました。軽症ブローカ失語はひとりだけでしたが、この人も歌詞つき、エラーなしで歌えました。

二一人の歌唱可能な人のうち、六人は特に上手に歌うことができました。この中には重度ブローカ失語症が二人含まれていました。このうちのひとり、二一歳の女性は手助けなしで、言葉も明瞭に、「ドレミの歌」を最後まで歌うことができました。しかし、会話では、自分の名前と挨拶語が三つほど出てくるだけなのです。

歌っているとき、歌詞はスムーズに出てくるのに、会話では極端に言葉が出ない。この対比は、実に印象的です。

実は、失語症者が歌を歌えるという事実はかなり古くから知られています。

たとえば、J・G・エドグレンは、五二例もの失語症例について、失語と「運動性失音楽」（歌えなくなったり、楽器演奏ができなくなることをこう呼びます）の関係を調べ、（１）失語はあるが失音楽はなかった例が二四例、（２）失語も失音楽もあった例が二三例、（３）失語はないが失音楽が認められた症例が五例あった、と報告しています（＊11）。

エドグレンのデータをブローカ失語症者の歌唱能力という観点から読み直してみましょう。

（１）群、すなわち失語はあるが失音楽がなかった二四例のうち、一四例がブローカ失語でした。この一四例のうち、三例は歌詞つきで歌が歌えました。残りの一一例は言葉なしですが、メロディをハミングできました。

さらに（２）群、すなわち失語も失音楽もあった二三例について見ますと、一六例がブローカ失語でした。このうち、三例は失音楽があるとはいうものの、歌に限ると手助けなしで歌えたそうです。ほかに、手助けをすると歌えた例が六例あります。

結局、エドグレンの報告例に含まれたブローカ失語三〇例のうち、一応歌が歌えたのではないかと思われる例は二三例にのぼりました。七六・七パーセントが歌を歌えたことになります。

これは、われわれが調べた歌唱可能率八七・五パーセントと近い数字です。古く一九世紀末のドイツと、二〇世紀後半の日本、時代も背景も、使う言語も違うブローカ失語症の人たちが、同じような比率で歌が歌えたのです。

歌詞つきで歌う能力

さて、話を歌詞つきで歌える能力（「歌詞産生能力」と呼びます）に絞ります。完全に歌詞つきで歌える例は、ハミングが可能な例よりもずっと少なくなりますが、それでもわれわれの経験では五七パーセントの人が歌詞つきで歌えます。エドグレンの場合は、（1）群のブローカ失語一四例のうち三例が歌詞つきで歌うことができました。

ブローカ失語で自由に話す能力を失った人が、促されると歌を歌い始め、歌詞、それも明瞭に構音された音節系列をメロディに乗せて歌うのを聞くのは、実に感動的な経験です。本人も歌唱能力が残されていることに気づいていないことが多く、自分の思いがけない能力を発見して感動します。必ず、誰でも歌えるというわけではないのですが、歌える人が結構いるのです。

たとえば、東北大学高次機能障害学教室（当時）の山口智医師は、重度ブローカ失語症患者の歌唱能力を引き出すだけでなく、この能力を伸ばす試みを続けました。その結果、彼が担当していたある女性は、重度の非流暢性失語でしたが、何度も一緒に歌うことで、八つもの曲について、一番の全歌詞が自発的に歌えるようになりました（ただし、残念ながら言語表出の改善は見られていません)。

「サヨウナラ」しか言えない

なぜブローカ失語のような「しゃべれない」障害が生じるのか、その神経心理学的なメカニズムはまだ闇に包まれたままですが、多少の光を当てることはできます。

くどいようですが、ブローカ失語でもっとも重要な症状は、使いこなせる発話レパートリーが少なくなってしまうことです。

すでに紹介した例ですが、わたしが姫路循環器病センター時代に、長く診ていたある患者さんは「サヨウナラ」しか言えませんでした。しかも、このサヨウナラは、実際に診察室を去るときに言いやすく、診察中に「『サヨウナラ』と言ってみて」と命じても、決してうまく出ないのです。なぜサヨウナラが言えたり言えなかったりするのかもふしぎですし、発話レパートリーがサヨウナラひとつだけになってしまっていることはさらにふしぎです。

また、センテンスを生成する能力が失われてしまうのも重要な症状です。これは専門用語では「運動性失文法」と呼ばれています。話し方が途切れ途切れになり、なかなかうまくつながりません。つまり、実質的で最小限必要な情報を含む語は出るのですが、つなぎの言葉が出てこないのです。

前に例としてご紹介した、KUさんの「ちょうし……あのな……ちょうし……えーとな……ちょうしは……えーとな……ちょうしは……よいです……よろしい」は運動性失文法発話ということになります。

「ちょうし」という基幹になる言葉をうまくつないで、なめらかな日本語表現（センテンス）にすることができないのです。

ですが、このような発話が本当に「失文法」という呼び名の通り、文法能力の障害の表れなのかといえば、実は大いに疑問があります。そのように名づけてしまうと、その名前にひきずられてしまいがちですが、文法がガタガタだからといって、その状態を生み出している原因が文法能力障害である、ということには必ずしもならないからです。

考えてみると、実際の日常会話というのは常套句のやりとりが多く、文法的能力（そのようなものが、先天的にあるとして）を動員しなければ、話ができなくなる、などというものではありません。

日本語は膠着語《こうちゃくご》に属しますが、このタイプの言語では語をつないでいくために助詞を多用します。ですから日本語の文法能力では、助詞の正しい使い方が問題になりますが、助詞などなくても、普通の会話をこなすことは十分に可能です（言い過ぎでしょうか？）。

たとえば、通勤電車の中で、たまたま高校生たちの会話を聞いていても、

「えー？　まじ？　ほんとー？」

「まじ。まじ。見たもーん」

「うっそー、しんじらんない」

などとやっています。


このひとつひとつは、先に紹介した芳賀の定義によればすべて立派なセンテンスで、これで会話は流れるのです。ブローカ失語では、このような単純なやりとりすらできません。文法能力に障害があってしゃべれないのではなく、そもそも必要な言葉が浮かんでこないのです。たとえ浮かぶとしても、途切れ途切れに時間をかけてしか、浮かんでこないのです。

プロソディという手がかり

ブローカ失語の重要な症状に、プロソディ障害があります。前出のＫＵさんの発話を六つの特徴にまとめましたが、その六番目の特徴です（発話全体に流れがなく、速度、リズム、抑揚が不自然）。

英語に限らず、言葉にはすべて言語特有、さらに話者特有の速度やリズムや抑揚や強勢

が認められます。これをプロソディと呼ぶことは、すでに述べました。いわゆる方言にこの特徴は著明に現れます。京都の言葉には京都特有の、弘前の言葉には弘前特有のプロソディがあります。長年聞かなかった郷里の言葉を聞くと、たちまち、あ、故郷の言葉だとわかります。その昔、石川啄木《たくぼく》が故郷の言葉を上野駅に聞きにいったというのも、このプロソディだったのだろうと思います。特有のプロソディが懐かしさを呼び起こすのです。

また、こうした方言のプロソディを超えて、日本語には日本語固有のプロソディがあります。英語には英語特有のプロソディがあります。そしてこのふたつの言語のプロソディは決定的に異なっています。言い換えれば、プロソディが「その言語らしさ」を作り出しているのです。

われわれは、ただ単調に言葉を発しているのではなく、この日本語固有の言語性プロソディに乗せて言葉を発しています。ブローカ失語ではこのプロソディが壊れてしまうのです。

グッドグラスの仕事に、プロソディ障害と非流暢性発話の関係を論じた重要な研究があります。この中で彼は、いわゆる運動性失文法というのは、文法生成自体の障害ではなく、プロソディの障害であると主張しています。わたしは、この考えが気に入っています。

ある言語に固有のプロソディは、いくつかの要素から構成されています。運動性失文法では、こうした構成要素の中でも、とりわけ強勢（ストレス）の処理に障害が生じるため、強勢—非強勢、あるいは非強勢—強勢などと続くセンテンス全体の流れを作り出せないのだというのです。全体の言葉の流れが作り出せなくなり、強勢部分だけをかろうじて表出できる状態だ、と考えるのです。

運動性失文法では、一般的に、名詞のような実質語が出やすく、機能語（英語の場合、前置詞とか接続詞とか）が出にくくなります。しかし、グッドグラスは、機能語だって、センテンスの強勢位置に置いてやれば、ちゃんと出すことができる、と主張しています。語彙の出にくさの原因は、品詞の差にあるのではなく、強勢しやすい部分か、そうでないかの差にある、ということです（＊12）。

会話を始めたり続けたりするには、ある種のエネルギーが必要です。自分のことを振り返っても、時と場合によっては、会話が面倒くさいことがよくあります。社会的な場面ではあまり起こらない経験ですが、家庭ではよく起こります。ちょっと眠いときとか、何か別のことを考え始めたときとかには、会話に十分なエネルギーを動員できないことがあります。こんなとき、きちんと返事をしようとすると、かなりの努力、つまり心理的エネルギーが要求されます。そうなると、必要な単語だけをボソッと発するのがようやっと、ということになってしまいます。

運動性失文法では、この話すためのエネルギー必要量が増えていると考えられます。このことをグッドグラスは、話すための閾値《いきち》（しきいの値）が上がると説明しています。通常より上がってしまった発話閾値を乗り越えない限り、発話を始めたり、始めた発話を維持したりすることはできなくなります。この、閾値乗り越えの手がかりになるのが強勢です。ですから、強勢をつけられる語があれば、その語だけはなんとか表出できるのですが、強勢のない語はしきいにひっかかって発音できません。結果として、発話は途切れ途切れになってしまいます。

英語の場合ですが、話者が話をするとき、一定の速度とリズムで、センテンスの適切な部位に、強勢をつけていきます。ある間隔ごとに、強勢をつけることで、センテンスは一定のプロソディを持って流れます。

わたしは遠い昔、英語の勉強のために、短波放送のボイス・オブ・アメリカ（VOA）を聞くことがありましたが、その初歩的英語の時間で、英語は強勢言語であるということを強調していたのを思い出します。グッドグラスによれば、運動性失文法患者は、言語固有のプロソディが悪くなっており、とっかかりになる言葉、つまり強勢を置ける部分だけが、かろうじて表出できるのです。

日本語は英語のような強勢言語とは性質が違いますので、この考えをそのまま持ち込むわけにはゆきませんが、これは非常に魅力ある仮説です。強勢に限らず、言語プロソディそのものが、言葉の運動化＝音声実現に重要な役割を演じている可能性があります。

つまり、プロソディ障害は、運動性失文法に限らず、ブローカ失語の非流暢性発語の主要な原因である可能性が高い、とわたしは考えています。

ブローカ失語症者は、自発的に自分の言いたいことは言えないのですが、何度も言ったことのあるはずの系列的な言葉、たとえば、「一、二、三……」や、「月、火、水、木、金、土、日」「春、夏、秋、冬」などは比較的言いやすいのです。

先にあげたKUさんも、リハビリ訓練の内容を聞かれて、「アイウエオ、カキクケコ……」と言っています。系列的な言葉が出やすいのは、言い慣れているからでしょうが、言い慣れているというのは、ある速度とリズムを獲得しているということです。つまり一定のプロソディを持っていることが、系列言語を言いやすいことのひとつの理由だと考えられます。

音楽的な要因とプロソディ

先に、しゃべれなくなった人でも歌は歌えるという話をしました。歌のメロディはいま述べている言語固有のプロソディとは別の能力なので、歌のメロディが壊れていない場合でも、言葉はしゃべれないまま、という例がほとんどです。ただ、そのことはそのこととしておいたうえで、一定のメロディに乗せた歌詞は出やすいこと、興奮するとののしり言葉が出やすいこと、あるいは状況がぴったりフィットして適切な情動が動くと適切な言葉が出うること、リズムのよい系列語が出やすいことなどのさまざまな現象は、発話に果たす音楽的要因の重要さを示しています。

わたしは、ブローカ失語では、発話レパートリーそのものが消滅しているのではなく、発話レパートリーは残されているのだけれども、言語プロソディが働いてくれないために、発話レパートリーを自由に操ることが不可能になってしまっているのではないか、と考えています。

おそらく——おそらくとしか言えませんが——発話過程の初期段階では、まず、何か言いたいことについての「思い」が心に浮かび、ついで、この「思い」が音声言語（実際に口に出して言うこと）への過程を活性化します。つまり、「思い」（言いたいことの内容）は、最初から具体的な音の系列として想起されるのではなく、初めは、言うなれば音韻のだんごみたいに、音イメージのカタマリ（以後、「音韻塊心像」と呼ぶことにします）として心に浮かび、このカタマリをほどくことによって、次々と音声言語を実現してゆくのです。

この音韻塊心像を具体的な音イメージの系列にほぐしていく手段が、言語プロソディなのではないか、というのがわたしの仮説です。

プロソディという、一息の呼気音が作る持続性の特有な音声パターンが、一種の乗り物として働き、この乗り物に乗せて、一息の具体的な言葉のつながり(センテンス)が実現されるのです。

ブローカ失語では、この言語プロソディが働かなくなっているのです。そう考えると、いろいろと辻褄《つじつま》があいます。

思いから音声へ

先ほどの繰り返しになりますが、言葉を心が作り出すもの、という立場から考えますと、まず初めに出現するのは「思い」で、その思いを記号化したものが言葉です。

思いは動物にもその萌芽が見られ、その(思いの)動きは行動や姿態や声にさまざまに表現されますが、大味なものに留まっています。人間だけが、思いを言葉、すなわち人為的な音声記号の系列に代表させることに成功したのです。思いという非実質的、非形態的、連続的な主観的心理現象を、実質的、形態的、非連続的な音声という客観的物理運動へ変えることに成功したのです。

どんな言葉でもよいのですが、仮に「アリガトウゴザイマス」というセンテンスを例にとってみましょう。われわれは誰かと一緒にいるとき「いま会っている目の前の人物に親切にしてもらった。うれしく思っている」などという自分の心の動き（思い）を「アリガトウゴザイマス」という音節の系列に代表させて（置き換えて）、相手に伝えます。

この音声化の方法に人類すべてに共通する原則はありません。たぶん太初《はじめ》は共通の方法（共通言語）があったのでしょうが、人類が世界各地に進出するにつれ、それぞれの集団が用いる発声方法は大きく異なるようになりました。たとえば、日本人が区別して使っている音節数は、せいぜい一二〇を下回る程度ですが、中国語を母語とする人が区別している音節数は一三〇〇に近いと言われています。

では、実際の会話場面では、感謝という思いはどのようにして「アリガトウゴザイマス」という具体的言語音系列に変換されるのでしょうか。

最初にまず、「感謝の思い」が湧《わ》きます。感情に近い、輪郭のあいまいな心の動きなので、自分でもはっきりとはとらえがたい経験です。これを勝手な命名ですが、「観念心像」と呼ぶことにします。心像については、プロローグで説明しましたが、「心の中にある情報が入ってきたとき（別の言い方をすると、心の中にある変化が起こったとき）に、意識されるカタチ」です。ですから、観念心像とは、ある「思い」が起きたときに、それがなんらかの心の動きとして、ある種ぼんやりとしたカタチとして自覚されることです。この観念心像の生成に続いて（あるいはほとんど同時に）、先に述べた音韻塊心像が活性化されます。発話の心理過程は、この観念心像と、それに続く音韻塊心像の生成からスタートします。

音韻塊心像というのは、発話レパートリーの元《もと》みたいなものです。発話レパートリーの広い人だと、たくさんの音韻塊心像が、発話レパートリーの狭い人だと、わずかの音韻塊心像が活性化します。音韻塊ですから、個々の単語や音節が言語音心像には分離していない心像です。

ついで、この複数の発話レパートリーの元《もと》（音韻塊心像）のうち、そのときの思い（観念心像）にもっともふさわしいものが、ひとつ選択されます。つまり「アリガトウゴザイマス」の元《もと》になる音韻塊心像です。ここまでは純粋に心の中の過程です。発音に必要な、構音のための運動（声を出す動き）は、まだ起こっていません。

運動が始まるのは、次に来る、音韻塊心像から具体的な「音節系列」（正確には音節心像の系列）を作り出す段階においてです。音韻塊心像は全体的であいまいな心像ですから、心の中で個別の音のカタチ、すなわち「ア・リ・ガ・ト・ウ・ゴ・ザ・イ・マ・ス」に分離していません。これを分離した個別の言語音心像の系列にきちんと切り分ける（「分節」と呼びます）には、音韻塊心像に手持ちの運動記憶を対応させてゆかなければなりません。

見てきたようなことを言いましたが、この過程はきわめて複雑です。何もわかっていない、と言っても、決して誇張ではありません。音韻塊心像と言っても、センテンスに近い長い表現を含んでいる場合もあれば、単語水準の短い表現しか含んでいない場合もあります。

センテンスに近い大きい音韻塊心像の場合だと、この言語音イメージの未分化なカタマリはまず、意味の最小単位である単語の音韻心像へ分節されなければなりません。この段階を省略して、一挙に音節心像の分節へと跳ぶことはできないのです。

もし、この段階を経ないでそのまま音声化されると、正確に単語に分かれないままの音声が、カタマリのまま表出されてしまうことになります。この場合、発話者は正しく発音しているつもりでも、聞き手はうまく聞き取れないことになります。

先の「アリガトウゴザイマス」を考えてみますと、もしセンテンス音韻塊から、「アリガトウ」「ゴザイ」「マス」という構成単語の音韻塊へ分節せずに、そのまま音声化されたとしますと、「アリース」とか「アーガッス」とか「アースッ」とか、表記できそうで表記できない、崩れたような、省略されたような発声になってしまうでしょう（このような言い方も実際時々耳にしますが……）。

心理的には、単語の音韻心像段階まで分節されても、言語音心像の基本的単位である音節心像段階にまで分節されない状態で発話が開始されると、「アリガトウゴザイマス」が、「アリガトウゴイモス」になったり、「アラガトゴイス」になったり、「アリガトゴイザマス」になったりするかもしれません。この場合は、単語そのものは正しいものが動員されますが、分節がうまくゆかないわけですから、順序が狂ったり、似てはいますが間違った音節心像が用いられたりすることになります。

このように、思いから音声への過程に注目しますと、言語は、次のような流れで分節されて（あるいは分化されて）いくと考えられます。

①観念心像に対応するセンテンス性音韻塊心像（「アリガトウゴザイマス」というセンテンスの音韻をひとまとまりのカタマリとして意識する心の動き）の生成

↓

②センテンス性音韻塊心像の単語性音韻塊心像（「アリガトウ」「ゴザイ」「マス」など、単語について心の中で意識されるカタチ）への分節

↓

③単語性音韻塊心像の音節心像（「ア」「リ」「ガ」……などの音節のイメージ）への分節

①から③へ、すなわち、あいまいな音韻塊から精緻な言語音の系列へと分節されて（あるいは、分化して）いく、どの分化段階からでも音声化は可能ですが、正確に音を組み立てるには、音節水準の運動記憶（単位音＝音節を実現するために習慣化されている構音運動プログラム）がなければ不可能です（＊13）。

言葉が出なくなるブローカ失語では、②のセンテンス性音韻塊を分節して明瞭な単語心像の系列へ変換する過程において、なんらかの障害が起こっているのではないかと考えられます。原材料はあっても、製品（単語音系列）が作れない状態にたとえることができるかもしれません。

この、センテンス性音韻塊の単語音系列への分節に、先に述べた言語プロソディが重要な役割を果たしているのです。②の過程が動かなければ、当然、③の過程も動きません。歌唱で、歌詞が出やすいのは、歌詞がその歌のもともとのメロディに乗せられるからです。歌唱とは違うものの、会話においても、会話に固有の、言語性プロソディに言葉を乗せて、センテンスは発音されます。歌が歌詞実現を可能にするのとまったく同じように、言語プロソディが会話言語を可能にしてくれます。

外国人に片言の日本語で話しかけられ、ついつい面白がって、相手の特有のプロソディに乗ってしまうと、言葉が出にくくなり、意図しているわけでもないのに、こちらも片言の表現になってしまうことがあります。これは、プロソディが発話の流れに影響を及ぼすからです。

このように、ブローカ失語では、センテンスレベルの音韻塊心像を言語音に分節してゆく過程の、かなり初期の段階で障害が生じているのではないかと考えられます。

ブローカ失語の病巣

章の最後に、ブローカ失語は脳のどこの損傷で起こるかについて触れておきましょう。

ブローカが病巣と考えた左下前頭回後方三分の一のあたりは、その後「ブローカ領域」、あるいは「前方言語領域」と呼ばれるようになりました(66ページ、図4)。

しかし、脳損傷によって失語症状が出現することがあるという事実が臨床家に広く知られるようになるにつれ、ブローカの説にはあわない症例も、少なからず報告されるようになりました。

たとえば、一九〇六年、フランスのマリーは、生前なんら失語症状を示さなかったにもかかわらず、剖検で左第三前頭回(下前頭回)後部の病巣が認められた症例が存在することや、典型的なブローカ失語症患者の中には、左下前頭回後方部がまったく無傷な場合があることを指摘し、ブローカ領域は言語機能においてなんら特別の役割を担っていないと主張しました（このマリーの論文は邦訳が出ています。＊14）。

わが国の研究でも、たとえば、ブローカ領域に限った病変では、定型的なブローカ失語が出現する可能性はきわめて低いと断じているものがあります（＊15）。

実際、定型的で持続的なブローカ失語が認められるのは、病巣がもっと広範囲にわたっているときです。ボストンのJ・P・モーアはブローカ失語症のCT画像を調べ、病巣がほぼ左中大脳動脈上枝の血液灌流域《かんりゅういき》に一致することをつきとめています（＊16）。この血管は頭頂葉中心後回の下部から、前頭葉中心前回の下部、ブローカ領域、さらに島葉の一部を含む広範な領域を栄養しています。ルボルニュ氏の病巣の広がりはちょうどこの左中大脳動脈上枝の支配領域に一致しています。

ベンソンも、非流暢性発話を生じる失語症の病巣は中心溝（ロランド溝）より前方に位置し、中心前回、中前頭回および下前頭回を含む広範な領域に広がっていることを確かめています（＊17）。これらの事実は、わたしのこれまでの経験とも、よく一致しています。

おそらく、思いから発語に至る心理過程は、きわめて複雑で、特定の狭い領域に責任を負わせて事足れり、としてしまえるほど単純なものではないのです。

この章では、もっとも古くから知られており、代表的な失語症であるブローカ失語を取

り上げました、

この失語症は発話量が極端に落ち、しかも音の組み立てや、語の組み立てにも障害を生じるのが特徴です。

症状は個人差が強いので、その共通特徴をひと言で言いあらわすのは無理なのですが、無理を承知でまとめるなら、スムーズにしゃべれなくなる（発話の流暢性が失われる）ことが最大の特徴です。

この原因は言語プロソディにあるのではないか、というのがわたしの考えです。

発話過程では、言葉のカタマリ（音韻塊心像）が具体的な言語音の連なりへと分節されていきます。この展開を可能にするのが言語に固有の音楽的な流れであるプロソディです。プロソディがセンテンスの外枠を作り、個別の言語音が内容を充塡《じゅうてん》します。ブローカ失語では、このプロソディが生成されなくなるため、心の中で、音韻塊イメージを言語音系列へ展開させることができなくなり、言葉が口から出なくなるのではないか、とわたしは考えています。

第3章 聞いた言葉が理解できなくなるふしぎ

——ウェルニッケ失語

この章では、失語症の中で、前章で取り上げたブローカ失語以上に中核的な失語症とみなされているウェルニッケ失語を取り上げます。

ウェルニッケ失語の特徴はふたつあります。

ひとつは言葉を理解できなくなること、もうひとつは話す言葉が崩れてしまうことです。

そこで、このふたつの症状がなぜ起きるのかを、順番に考えてみようと思います。

そして、これらに共通する心理過程の障害とは何かを考えます。

ウェルニッケ失語についてのもっとも有力な仮説は、単語を聞いて理解する際に必要なその単語の記憶（単語の聴覚性記憶心像）が壊れてしまうというものです。この説はウェルニッケが提唱して以来、現在まで大きな修正なく受け継がれてきました。

しかし、「そんな単純なものではない。もっと複雑で、ダイナミックな心理過程の障害がかかわっているのではないか」とわたしは考えています。

言語活動は、「思い」を「口に出す言葉」に変え、あるいは「耳で聞き取った言葉」を「思い（意味）」に変えるという働きの繰り返しです。ウェルニッケ失語の諸症状を手がかりに、この働きがいったいどのような過程に依存しているのかを読み解きます。

言語理解においても、発話においても、言葉は全体から部分へと処理されます。このことを詳しく説明します。

カール・ウェルニッケの報告

ブローカがパリで失語症の第一例を発表したのは一八六一年でした。それから一三年後の一八七四年、今度はドイツのブレスラウ（現在ポーランド領ブロツラフ）で、カール・ウェルニッケという弱冠二六歳の青年医師が、失語症はブローカの言うタイプだけではない、それとは質の異なる別の失語症が存在するという事実を『失語症候群』という著書にまとめて発表しました（＊1）。

わずか七二ページの小さな本ですが、当時の学会に与えた衝撃は大きく、現在でも、失語症を勉強する人には必須の古典として読みつがれています。わたしはレジデント三年目のとき、失語症病棟の責任者だったフランク・ベンソンにドイツ語原著と英語翻訳本（＊2）の両方をコピーさせてもらいました。わが国では濱中淑彦の抄訳と解説が出ています（＊3）。

この本は、大変理論的な書物で、まず、大脳の神経構成の原理を述べ、その原理に基づいて言語の働きの神経基盤についての仮説を立て、最後に実際の症例を提示して、その仮説の正しさを証明する、という順序で書かれています。症例は一〇例あり、そのうち二例

（第一例と第二例）が、後に彼の名を冠してウェルニッケ失語と呼ばれるようになりました。

ウェルニッケが記載した症状は、次の二点で、第2章で述べたブローカ失語と大きく違っていました。

第一点は、聞いた言葉の理解障害の程度です。ブローカ失語では、言葉の理解障害は比較的軽度ですが、ウェルニッケの記した失語ではその障害は非常に強いものでした。

第二点は、ブローカ失語では、そもそも言葉が出なくなるのですが、ウェルニッケ失語では、言葉は出るのです。出るには出るのですが、内容が混乱し、意味が通じません。別の言い方をしますと、ブローカ失語は使える言葉のレパートリーがうんと狭くなっていますが、ウェルニッケ失語は言葉のレパートリーは結構広いのです。ただ、言葉の使い方が間違いだらけになります。

実際の臨床像がどんな感じなのか、ウェルニッケの著書から引用してみましょう。この症例のSRさんは七五歳の女性です。病歴はあいまいですが、一八七三年一〇月七日に入院。入院後の同年一一月二日、突然、症状が現れました（＊2）。

彼女は質問のすべてに困惑し、命令されたことにもまったく反応しなかったり、まったく混乱した反応をしたりした。看護人たちは彼女が話しかけを何も理解しないの

で、耳が聞こえないのだと考えていた。（中略）
彼女が自発的に使う語彙は、第一例に比べると少なかったが、運動失語（ブローカ失語のこと）に比べると、格段に多かった。
語の入れ替えやゆがみが頻繁に認められ、失語があることは明らかであった。
たとえば、あるときは正しく「本当に心から感謝しています Ich danke recht herzlich」と言えたのに、別のときには「本当にアタエカラ感謝しています Ich danke recht geblich」と言った（この、Ich danke recht geblich の日本語訳はいいかげんです。herzlich［心から］と言うつもりが、geblich と、意味の取れない［存在しない］言葉になっているわけなので、こう訳してみました）。（中略）
医師に「いい方」と言ったすぐ後で、同じ医師を「私のかわいい娘」と呼んだり、「私のかわいい息子」と呼んだりした。

言語症状に関する記載は、実はこれで全部です。読むほうには不満が残りますが、要するに、質問がまったく理解できず、自発語は出るが、意味の取れない言葉（患者が勝手に新しく作り出している言葉、という意味で「新造語」と呼ばれます）や、間違い（「錯語」と呼ばれます）が多いのが特徴です。

ＳＲさんは症状がよくならないまま、この一ヵ月後に死亡しました。直接の死因は以前から患っていた腸疾患でした。

剖検所見によりますと、大脳両半球は全体に萎縮《いしゅく》していました。現在で言う、左中大脳動脈下枝（大脳を栄養する血管は大きく三本あります。そのうちの一本が中大脳動脈です。中大脳動脈はさらに上方へ向かう枝と、そのまま後方へ向かう枝の二本に分かれます。下枝は主に側頭葉と頭頂葉に血液を送ります）が閉塞しており、そのため左大脳半球第一側頭回（現在の用語では上側頭回）の全体がその根元（最後方部。後頭葉に近いほう）から、そして第二側頭回（同じく中側頭回）もその根元のあたりが白黄色の粥状《しゅくじょう》に変化していました（40ページ、図1）。

ウェルニッケは、自分のこれまでの病理解剖の経験をふまえ、この左上側頭回後方の軟化が本失語症の原因である、と推定しました（66ページ、図4）。彼は、ブローカ失語の原因病巣が左前頭葉下前頭回後方だと推定されたのに対し、左側頭葉上側頭回が原因病巣だと推定される第二のタイプの失語症の存在を明らかにしたわけです。

ウェルニッケは、ブローカの発見した失語と区別するために、ブローカの記した失語を「運動失語」と呼び、自分の記載した理解障害の強いタイプを「感覚失語」と呼んでいます。

「運動失語」と呼ぶのは、ブローカ領域には単語の「運動表象」（脳に貯められている、一定の運動パターンを実現するための記憶みたいなもの。以後、本書では「運動記憶」と呼ぶことにします）があり、これが壊れたために起こる失語だからです。一方、ウェルニッケ領域には対象の名前の「音響心像」（言語音の聴覚性の、音の響きの記憶。以後、本書では「聴覚心像」と呼ぶことにします）があり、これが壊れたために聞いた音声を正しく受け取ることができない、つまり受け取り側の障害なので「感覚失語」と呼ぶ、としたわけです。

このような呼び方は現在まで引き継がれていますが、本章では、以下「ウェルニッケ失語」という呼び名で統一します。

言葉はなめらかに発せられるが……

ここで、わたしが、東北大学時代に経験したウェルニッケ失語の具体的な例を紹介しましょう。

七三歳の女性、ＳＳさんの例です。

ＳＳさんは、某年二月一一日に発症しました。原因は脳塞栓《のうそくせん》で、左中大脳動脈が根元のあたりで閉塞してしまいました。脳のＭＲＩ検査では、左大脳半球側頭葉と頭頂葉に広範な病巣が認められました。意識はしっかりしています。まわりの人にさかんに話しかけますが、話しかけられた方は、本人が何を言っているのか理解できず、戸惑うばかりです。

まわりの人からの話しかけも通じません。

わたしが彼女を初めて診察したのは、三月二二日で、発症からすでに四〇日たっていましたが、まだ症状は重篤でした。

まず、「目を閉じてみて」と話しかけましたが、反応はありません。つぎに、「起きてくださいますか?」と話しかけました。これは理解でき、上半身をベッドから起こしてくれました。

それ以外の話しかけはまったく理解できません。

そこで、手に鉛筆と腕時計を持って、「腕時計はどれ?」と聞いてみましたが、にこにこしているだけです。「鉛筆はどれ?」と聞いても同じです。

音声言語の理解はゼロに近いと言っていいくらいです。

こちらが問いかけをやめると、逆にさかんに話しかけてきます。ただ、音が崩れていて、何を言っているのかまったくわかりません。ときどき、「あの」、とか「困る」とか聞き取れる言葉が混じりますが、全体としては、無意味な言語音のつながりです。専門用語で「ジャーゴン」(意味不明の言葉)と呼ばれています。

三月二九日の回診でも症状は変わらず、音声言語はもちろん、書字言語もまったく通じません。ですが、わたしに対する応接態度は礼儀正しく、丁寧で優雅です。わたしが回診をしている、という状況が十分に理解されていることは明らかです。つまり、決して意識障害や精神錯乱があって、言葉が通じないのではないのです。そのことをさらにはっきり証拠立てるのは本人の病棟での行動で、着衣、洗面、食事などは全部普通にできます。

四月五日の回診では、「目を閉じてください」「横になってください」「靴下をはいてください」「歩いてみますか」が理解できました。これらはいずれも、話しかけの内容の理解を手助けするような、手がかり的な身振りをいっさい示さずに、話しかけたものです。ですから、言語内容自体が理解されたものと考えられます。

それから二週間後、四月一九日の回診では、ベッドに近寄ると、ベッド上できちんと正座し、手をついて迎えてくれました。そしてこの姿勢のまま、ずっと話しかけてくれるのですが、ほとんど理解できません。言葉はなめらかに発せられ、プロソディも正常なので、少し離れて聞いている人には、自然な会話に聞こえるだろうと思います。しかし、実際にはよくわからないのです。SSさんが何を言っているのか、その内容が理解できないまま、「うん」とか「そうですね」とか「それで?」などと相槌《あいづち》を打ちますと、相槌を打っている間中、話を続けてくれます。

ときどき「せんせいね」という言葉が混じりますので、何かを訴えているのかもしれません。

言葉の理解については「靴下を脱いでください」とわたしが言うと、正しく反応しましたが、それ以外の話しかけは通じません。

「岡本さんね」(わざと、本人の姓とは違う名前で呼びかけてみました。健常な言語能力の持ち主だと、必ずけげんな顔をするものです)と、改まった様子で話しかけますと、本人も態度を変えて(けげんな様子ではなく)、「はい」と答えます。この場合、言葉の内容は理解されていませんが、「話しかけ」という言葉の形式は理解されたと考えられます。

このSSさんは極端な例で、多くのウェルニッケ失語症の病像(患者に共通する症状)はもっとずっと軽いのが普通ですが、重くても、軽くても、その病像の本質は同じです。

すなわち、相手の言語が理解できず(音声言語に限らず、文字言語も理解できません)、自ら話す言葉も崩れてしまいます(こちらも音声言語に限りません。文字言語も崩れてしまいます)。言語の受容面にも言語の表出面にも、共通して異常が認められるのが特徴です。

話し言葉も書き言葉も

言語理解の障害を調べるには、聴覚経由(話し言葉)の理解と視覚経由(書き言葉)の理解の両方を調べる必要があります。このSSさんが典型的ですが、ウェルニッケ失語では、どちらも障害されるからです。

わたしは、このふたつの能力にどれくらい差があるのか、調べてみたことがあります。障害の程度は完全には一致しないものの、どちらも低下している、というのが結論でした。とっくに知られていたことなのですが、自分で確かめてみたかったのです（＊4）。

なぜ話し言葉と書き言葉の両方の理解能力を調べる必要があるかと言いますと、ウェルニッケ失語は「失語」、つまり言語能力の障害ですから、その障害は情報入力の経路に依存しないはずだからです。すなわち、話し言葉の理解（聴覚経由の理解）であっても、書き言葉の理解（視覚経由の理解）であっても、同じように障害が生じるはずです。そのことを確かめるためには、両方を調べる必要があるのです。

話し言葉の理解にあわせて、文字言語の理解もひどく障害されていることがはっきりした場合に初めて、「あっ、この人は失語症なのだ」ということになります。もし、文字言語の理解能力がまったく障害されていないとしたら、その人の障害は言語障害（失語）ではないのです。なぜなら、文字言語が理解できる、ということは言語機能、つまり言語記号の処理能力そのものは保存されている、ということだからです。

ではなぜ、このような言語理解の障害が起こるのでしょうか。

まず、発見者のウェルニッケ自身はどう考えていたのでしょうか。

彼は、モノは（ここで彼が考えているモノとは、「卵」や「犬」など、具体的なモノ）、「名前」と

「概念」から構成されていると考えています。

そして名前は「聴覚心像」、概念は「視覚心像」や「触覚心像」からなると考えました。

ここで復習ですが、聴覚心像は「その名前の持つ音が心の中に作り出す聴覚性のカタチ」、視覚心像は「そのモノが心の中に作り出す視覚性のカタチ」、触覚心像は「そのモノが心の中に作り出す触覚性のカタチ」です。

ウェルニッケは、自分の発見した失語においては、そのモノの概念は消失せず、そのモノの「名前」、すなわち「聴覚心像」が消滅しているのだ、と考えました。

聴覚心像が消失する理由について、ウェルニッケは、損傷を受けた大脳領域（左上側頭回後部）が、聴覚神経路の大脳への投射部位の一部に属するためと考えました。一方で、モノの概念を表す「視覚心像」や「触覚心像」はこの部位に存在しないので、壊れない、というわけです。

ボストンの研究者たちの考え

このウェルニッケ説に対して、わたしの在籍したボストンの病院の研究者たちはどのように考えていたでしょうか？

まず、ゲシュヴィントは、ウェルニッケ失語の言語理解障害のメカニズムについてはあまり多くを語っていません。プロローグで紹介しました、例の離断論文でも、左大脳半球の上側頭回中央部と後方部が古典的なウェルニッケ領域であるとしたうえで、ウェルニッケ領域が聴覚連合野に位置することに注意を喚起し、ウェルニッケ領域が破壊されると、言語性の聴覚性記憶心像の貯蔵庫が失われることになる、と述べているだけです（＊5）。この聴覚性記憶心像というのは、ウェルニッケの言う音響心像（聴覚心像）と同じです。ですからこの点に関しては、ウェルニッケの考えとほとんど変わっていません。

内耳には、蝸牛《かぎゅう》という聴覚受容器があります。聴覚神経はこの蝸牛から発し、いったん脳幹《のうかん》に入り、蝸牛神経核という核に終わります。そしてその後何回かニューロン（神経細胞）を変えながら大脳皮質に達します。

この最終的な聴覚性ニューロンの到着点である大脳皮質領域を、聴覚野と呼びます（46ページ、図2）。聴覚野にはたくさんのニューロンがあって、聴覚情報を受け取ります。受け取ったニューロンはこの情報を隣り合う大脳皮質に存在するニューロンへ伝えます。隣の大脳皮質ニューロンはこの情報をさらにその隣のニューロンに伝えます。こうして新しいニューロンが次々と少しずつ新しくなった情報を別のニューロンへ運び込むことで、聴覚性情報は少しずつ新しい性質を獲得していきます。

これを心の側から言いますと、最初は音か音でないか、あるいは聞こえるか聞こえないかだけしか知覚されなかったものが、人の声に聞こえ、さらに、誰かの声に聞こえ、さらに、何を言っているかがわかってくる、という具合に知覚内容が詳しく理解されていくことになります。

聴覚連合野というのは聴覚野に隣接する領域のことで、聴覚野を発するニューロンが分布するところです（図2）。本当は、この領域はさらに細分化されているのですが、深入りはやめにして、ここではまとめて聴覚連合野と呼んでおきます。

聴覚連合野そのものは左右の大脳半球にあるのですが、ウェルニッケ領域は大多数の人では、左大脳半球に同定されます（よくわからないことについてなんらかの手段で判定することを「同定する」と言います）。音一般は両側聴覚連合野で処理されるのですが、言語音理解の段階になると、処理機能が片方の半球だけに集まってくるのです。まあ、それはそれとして、ウェルニッケ領域は聴覚性連合野に属するという点だけを押さえておきたいと思います。

ということは、ウェルニッケ領域は、あくまで聴覚性情報の処理にかかわる領域で、それ以上の機能は持っていないのではないか、と考えられます。この点を考慮して、ウェルニッケもゲシュヴィントもこの領域が単語の聴覚性記憶心像を保存している領域と考えています。単語を聞いたとき、その音の構造が理解できるのは、単語音が聴覚連合野へ持ち込まれ、そこに貯蔵されている聴覚心像を喚起するからだと考えるのです。

さらにグッドグラスとカプランは、ゲシュヴィントに倣《なら》い、ウェルニッケ領域を「音響パターン（ここまでの言い方だと、言語の聴覚心像）に意味を与えるための、さまざまな情報を連合するのに必要な交差道路」と表現しています。ウェルニッケ領域の破壊によって音響パターンが失われ、かつ音響パターンを他の情報と結びつける通路も失われるために、意味が喚起できなくなるということです（＊6）。

前章でブローカ失語について考えたとき、実際のブローカ失語の発語障害の程度は、タンタンとしか言えない極端な人から、複雑なセンテンスは言えなくても簡単な表現は可能な人までさまざまであり、この多様さを説明するには、単語の運動記憶の破壊などという機械的な説明ではなかなかうまくいくものではないことを指摘しました。

ウェルニッケ失語の場合も事情はまったく同じで、症例によって理解障害の程度はさまざまです。前述のSSさんのように理解が極端に悪い場合もあれば、ずっと軽い場合もあります。こうした障害程度の多様性の説明には、右に述べたような単語の聴覚性記憶心像の破壊という単純な説明はあまり役に立ちません。

たとえば、「時計」という単語が理解できなくなった状態を考えてみてください。ここまでの考えだと、時計の意味（第2章で観念心像と呼んだもの）は残りますが、「トケイ」という聴覚心像は壊れる、ということになります。壊れてしまったわけですから、この状態はいつでも変わらないはずです。常に、いつになっても「トケイ」はわからないままのはずです。したがって、ある患者について、わからない言葉とわかる言葉を網羅的にリストアップしようとすれば、リストアップ可能ということになります。

しかし、実際にはこんなふうに障害を整理することは不可能なのです。なぜならば、トケイが常にわからない、などということは決してなく、わかるときもあるのです。時と場合によっては、それまで理解できなかったトケイがいちばんわかりやすく、それまで常にわかっていたメガネがわからない、などということさえあります。理解障害には揺れがあるのです。聴覚心像「消失」説では、この揺れの理由をうまく説明できません。

単語だけでなく、センテンスについても同じです。

センテンス（第2章で定義したように、「音声の切れ目までの一続きの単語のつらなり」のこと）の聴覚心像（センテンスとしての音のイメージ）が失われてしまったのなら、失われたセンテンスは、どんな場合でも理解できないはずですが、決してそんなことはなく、同じセンテンスでも、あるときは理解でき、あるときは理解できないことがあります。やはり、理解障害には揺れがあるのです。

こうした事実は古くから指摘されていて、たとえば、件《くだん》のゴールドシュタインは、あるセンテンスが理解できないとしても、そのセンテンスがまわりの状況に合う意味を運ぶ場合は、理解できることがある、と言っています。あるいは、単独で聞かせると理解できない単語でも、センテンスに組み込まれている場合は理解しやすい、とも言っています(*7)。実際、その通りなのです。

「言葉を聞いて理解する」とはどういうことか

では、「言葉を聞いて理解する」というのはどういうことなのでしょうか? どう考えればいいのでしょうか?

まず、ウェルニッケ失語症に共通する言語理解障害の特徴を、もう一度整理し直してみることにします(*8)。

①この失語症では、理解障害が重篤であっても、日本語と外国語(たとえば英語)の聞き分けができます。

②たとえ理解障害が重篤であっても、話しかけられるセンテンスの持つ大きな意味の枠組みは理解できます。すなわち、行動が要求されているのか、言語的な応答が要求されて

いるのか、それとも単に話しかけられているのか、を区別できます。たとえば、「立ってください」と言えば、立たないまでも、なんらかの動作を起こします。あるいは、「息子さんが来られましたか」と言えば、正誤はさておき、「はい」とか「いいえ」とか、「ムスコ?」とか、なんらかの質問に合う反応が出ます。あるいは、「今日は調子がよさそうですね」と話しかければ、なんとなく笑顔が出たり、「そうそう」という返事が返ってきたりします。

センテンスの内容やそのときのプロソディなどから、センテンスをある大きな意味のカテゴリーに分けますと、患者は、「動作命令」「質問」「語りかけ」の三種のカテゴリーを理解していると考えられます。

③動作命令に限定しますと、動作命令の内容によって理解の程度に差が見られます。たとえば、重篤なウェルニッケ失語症でも、全身動作を要求する命令は理解できることがしばしばあります。他のどんな質問も理解しない患者が、「野球選手みたいにバットを構えてみて」とか、「ワルツのステップを踏んでみて」といった複雑な命令を理解して、それに正しく応じることがあります(＊9)。わたしの経験でも「立って」「座って」「歩いて」などは、意外によく理解されます。中でも「目を閉じてください」はよく理解されることが多く、「目を閉じて症候群」という名前を提唱したくらいです(＊10)。どうや

ら、動作、それもからだの軸を中心とする動作を含む言葉は理解されやすいようです。④理解能力には揺れがあり、理解できない言葉も状況によっては理解できる場合がありま す。ブローカ失語で言葉が出たり、出なかったりするのと同じ現象です。特に話しかけの最初の言葉が理解しやすいようです（＊11）。

心の構え

①から④のような現象は、単語の聴覚性記憶の消滅という単純な説明を拒否しているように見えます。言葉の理解障害はあっても、外国語と母国語の違いは区別できるという事実（①）や、センテンスの広い意味は理解できるという事実（②）は、言葉の理解はセンテンスが持つ全体的音声構造の直接的把握から始まることを教えています。言葉が発せられるときの話し手と聞き手の置かれている状況と、その状況で発せられる話し手の発話のプロソディやそれに付随する表情や態度の把握が理解の第一段階であり、重篤な理解障害でも、こうした第一段階の理解能力は残されているのです。

意味内容による理解能力の差（③）の理由を明快に説明することはできませんが、言葉の中には理解しやすい言葉と理解しにくい言葉がある、という事実だけは認めたいと考えています。

理解能力の揺れ（④）は、失語症者の理解障害のもっとも重要な特徴かもしれません。わたしはこの揺れの原因は「心の構え」の障害にあるのではないかと考えています。本人の「心の構え」がうまく周囲の状況にはまってくれると相手の言葉も理解でき、「心の構え」が周囲の状況からずれてしまうと相手の言葉が理解できなくなるということです。

いきなり、妙な概念を持ち出しましたが、心の構えとは、外来刺激に対する受け入れ側の心理的準備状態のことです。健常な人なら、小耳にはさんだだけで、その内容を理解できることが、ウェルニッケ失語症では、意識（まわりに幅広く気がついている状態）と注意（刺激だけに集中している状態）のすべてを相手の言葉に向けなければ、うまく理解できないのです。まわりの条件がうまく整っていると、心の全体を苦労なく、刺激に向けられるのですが、まわりの条件が整っていないと、心の一部しか刺激に向けることができません。このような状態では、本来理解できるはずのことも、なかなか理解できなくなります。

大脳損傷では、自分の意志で「構え」を作れないことがしばしばです。たまたまうまく構えられると、すんなりと理解できるのですが、そうそううまく心が「聞くための」準備状態に入ってくれません。むしろ、よく聞こうという意図が働くと、かえって理解できなくなることが多いのです（＊12）。

実際、ウェルニッケ失語症患者は、医師などの医療関係者と話しているとき、もっとも理解が悪いようで、ごく自然に接することができる人たち、たとえば家族とか知人などと話しているときには、しばしば理解がよくなります。

たとえば、ある患者は、わたしの話しかけにも、言語聴覚士の話しかけにも、ほとんど適切な反応を示さない状態でしたが、隣のベッドの患者が、普段はもっとずっとよく理解できる、と教えてくれました。言葉の理解には、患者をとりまく全体状況が影響するのです。

理解とは刺激と記憶のマッチング

会話理解とは、自分が持っている言語性記憶心像と、外から入ってくる音声情報との照合（マッチング）がうまくゆくことです。

マッチングは、単語や音節の水準だけで行われているわけではありません。まるまるセンテンス全体の聞き取りから、単語・音節の聞き取りの水準まで、すべての水準で行われています。

単語が正確に同定（記憶とのマッチング）できなくても、単語を含むセンテンスの全体は、その全体のまま聞き取られ、自分の持つ発話全体の聞き取りの記憶とマッチングされるのです。

母語がほとんど理解できない重篤な理解障害の場合でも、外国語で話しかけられれば、「ナヌ?」といういうけげんな態度をとるのは、まず最初に、話しかけられた音声の全体構造が持つ特徴が自分の持つセンテンスの音声全体構造の記憶と照合され、聞きなれない言葉が聞きなれた言葉から区別されるからです。

その次に、相手の発話の全体構造が、質問なのか、命令なのか、話しかけなのかなどと、おおまかに区別されます。これも、自分の持つセンテンスの聴覚性記憶と照合して、そのセンテンスの性質をおおまかに区別できるからだと考えられます。重篤なウェルニッケ失語でも、この段階の記憶は大丈夫なようです。

ついで、相手のセンテンスの全体が具体的な語の連続として理解されます。この段階では、センテンスが運ぶ意味は大きなカテゴリーごとに理解されるようです。ウェルニッケ失語では、先ほど述べたように、体の軸の動きにかかわる命令（「バットを構えるふりをせよ」、とか「目を閉じよ」とか）は、比較的理解されやすいのですが、これはたぶん、体軸にかかわる動きを要求されている、という大きな意味が理解され、からだを動かさなければ、という「心の構え」が打ち立てられ、この構えが「目を閉じる」とか「バットを構える」とかいう具体的な言葉の内容理解を促進するためではないか、と考えられます。

この場合、「目はどれ?」とか、「バットはどれ?」とか、特定の単語の意味を聞く問いには正しい反応が出ません。そのため、検査者は「目」という語彙が理解できなくなっている、あるいは「バット」という語彙が理解できなくなっていると解釈してしまうのですが、現実には「目を閉じてください」が理解でき、「バットを構えるふりをする」が理解できることがあるわけですから、「メ」という名前の聴覚心像も「バット」という聴覚心像も消滅していないのではないかと考えられます。

「相手は体を動かしなさい、と言っているのかな?」という、理解の枠組みが作られれば、「目を閉じる」の「メ」を理解でき、「バットを構えるふりをして」の「バット」を理解できるようになるのです。でなければ、状況によっては、結構複雑な内容でも理解できる、などということは起こりえないはずです。

聞き取る側から言いますと、相手の発話のひとまとまり（センテンス）を、まず、そのまひとまとまりの全体として聞き取り、ついでこの全体印象を正確な単語系列に分解してゆく、という流れになります。耳から入ってくる言語音のひとカタマリを、まず音のカタマリとして受け取り、その受け取った音のカタマリを自分の記憶にあるひとカタマリの音韻塊心像（音韻のカタマリとして心の中に立ち上げるイメージ［第2章参照］）に対応させます。この段階では、まだ正確な理解にはいたらないのですが、それでも、ある程度の理解が成立します。

繰り返しますが、ウェルニッケ失語症者は、聞いたセンテンス、あるいは単語を、自分の持っているあらあらの音韻塊心像とは対応させられるのです。しかし、理解はその段階で留まってしまい、そこからさらに正確な言語音系列へは分解できないので、正確な理解に至らないのです。音韻塊イメージのままでは、構造としてはきわめて不安定なため、理解できたり、理解できなかったりと、さまざまな揺れが生じることになります。

理解できていないことがわからない

ウェルニッケ失語の重篤症例では、しばしば「自分が相手の言葉を理解できていない」という自覚が欠けています。これも古くから指摘されている事実です。

人に話しかけられてうまく聞き取れないとき、健常な人なら、自然に「えっ？　いま何と言ったの？　もう一回言って」といった反応が起こります。言葉にしないまでも、「えっ？」とひっかかります。このような反応が起こらないのです。

まわりは、本人が言葉を理解しないことや、おかしな言い間違いをすることに気がついているのに、本人はそのことに気がつきません。専門的には「病態失認」(自分の病気が理解できないこと) と呼ばれる状態です。

なぜ、自分の能力低下に気づかないのか、その心理的メカニズムは複雑に過ぎて、簡単に説明できるようなものではありません。ですが、いま述べたように、人は、受け取った会話音全体のいわば輪郭的な理解から、正確な構成音の理解へという過程で理解する、つまり、全体から細部へ理解過程は進行すると考えると、ある程度説明が可能です。

この場合、最初期の全体受容の段階から、刺激と記憶心像の対応は進行していますから、最初期の段階でも、それなりの理解は可能です。この段階で、理解のための心理過程が終わってしまうので、相手は「わたしの言ったことを理解していない」ということになりますが、本人は「わかっている」ということになります。まわりが考える「わかり」と、本人が経験している「わかり」に大きな開きが生じるのです。われわれは自分の「わかり」の基準で病者を判断しますが、それは不公平です。病者には病者の「わかり」があり、その基準は健常者に比べ、ずっとあいまいで大雑把なものだ、と想像されます。

このように、ウェルニッケ失語症では、心の中の音韻のカタマリのイメージが、カタマリのままに留まり、うまく言葉としての個別の音のイメージに分かれていってくれないため、聞いた言葉の正確な理解ができなくなっていると考えますと、同時に認められる文字言語の理解障害の理由も説明がつきます。

文字は声の情報処理と違って、はじめから音素、音節、あるいは単語ごとに形態が区切られ、はじめから個別の単位である文字として学習してきたものです。つまり、音韻塊心像だけでは、文字との対応は不可能です。文字、なかでも仮名やアルファベットのような表音文字は正確な言語音心像（英語話者だと音素心像、日本語話者だと音節心像）と対応させられなければ、意味を喚起する道はありません。その言語音心像群が構造を持たなくなってしまったわけですから、読みようがないのです。

発話が壊れる

理解障害とならぶウェルニッケ失語のもうひとつの特徴は発話の崩壊です。

第2章のブローカ失語の話で、失語症の発話を「流暢性」と「非流暢性」に分けるという分類方法を紹介しましたが、この分類に立つと、ウェルニッケ失語の発話は「流暢性」発話に入ります。ここでの「流暢性」というのは、ブローカ失語のようにしゃべれなくなっている状態に比較すると、言葉が出やすい、という意味です。決して、普通の意味で、流暢なのではありません。ここのところは誤解のないようにお願いします。

つまり、定型的なウェルニッケ失語症では、結構多くの言葉が生産されます。プロソディもよく、発語に際して格別の努力をしているようにも見えません。遠くで聞いていると、普通に話していると思われるくらいです。しかし実際の発話内容は空虚です。意味のないつなぎの言葉や、さまざまな言い間違いで満たされています。

こうした流暢でありながら内容が空虚な発話は、発症急性期に見られることが多く、しばらくすると目立たなくなることがしばしばです。

実際にどんな感じなのか、典型的なウェルニッケ失語の発話をテープから起こしてみましょう。前項で紹介したＳＳさんの発話です。話し相手はわたしではなく、担当していただいた言語聴覚士さんです。

——調子はいかが？（言語聴覚士、以下同じ）

「あのね……、あの……、これ……すって……、そうね……ほんとにね……あの……○○ったもんね」

——何かあったのですか？

「あったんです。あの……えーと、○○で○○って……あの……○○ね、あの、なんだか○○ですかね……あの○○です」

——大変だったの？

「えーと、○○です。それでも○○で……、もうだんだん、いまショック……、えーと、えーと、あの……とっても○○のかな、うーん、あ、ずーっと、あの、○○って、○○ったかなって……ずーっと」

——そうですか。

「あんまりね、○○かも、あの……○ったんですよね。こまったな、おもって……なんてね、あの、ほん、ちょっと、あの……こまったなって、だから○○」

——大丈夫ですか？

「なんだか………で。どうなのかね………○○っと、あの……」

○○の部分は音が崩れていて、聞き取れないところです。同じ音節が繰り返されているわけではありません。

活字ではおわかりいただけないでしょうが、話しかけに対して、本人はごく自然に答えています。相手に合わせた自然な間合いで、自然なプロソディで、言葉が生産されています。構音も、聞き取れる部分に限れば正常で、努力して発語しているわけではありません。ですが、テープを何度聞いても、わからない部分はわかりません。彼女の発した音声を日本語五十音のどれかに同定するのは困難です。つまり、音が崩れています。聞き取れる部分も、「ね」「です」「って」などという結びの言葉や、「あのね」「えーと」「それでも」などのつなぎの言葉が多く、実質的な内容を持つ単語はほとんど出てきません。しかし、発語内容が第三者に伝わるかどうかはさておき、慣用的な日本語の会話形式は保たれていると言えます（＊12）。

また、自分の発話内容に異常がある、ということに気づいている気配はまったくありません。おそらく、本人は言いたいことを伝えているつもりなのです。聞き手もなんとなく相手の伝えようとしていることがわかるような気はします。しかし、実際には何もわかりません。

発話が壊れた症状の人との会話を、もう一例紹介します。こちらはわたしの経験した例です（＊13）。

——だいぶ元気になってきましたね（この人は内科的疾患を合併し、一時状態が悪かった）。

「はい」

——調子悪かったのでしょう？

「そうですね」

——戻ってきましたか？

「やっと、やっと」

——だいぶ戻ってきた。

「え、え、え」

――気分はどう？

「あんまりは、ようなってないような。〇〇〇、へんな」

――あんまりよくないの？

「え、え、そうですね」

――しんどいの？

「こわいよね。すごく。いくらねてもねてもねても、ねてもおんなじよね、ばかと。…………。ねても、ねても、ねてるですよね、ばかになってね」

――元気そうになったじゃない。

「そうですね。うん。やっと、そういうふうに。いえば、おともだち？　やっぱり、もう、まいにちだれもいないと、もう、〇〇〇〇。こうなっちゃうでしょう。ね、ねてばっかりいるでしょう。そうなっちゃうからね。〇〇〇〇。ね。〇〇から。ねてばっかりいるからね」

「あれ？　ごめんなさい」（ベッド脇のテーブルの上に水がこぼれていて、わたしの白衣の袖がぬれているのに気づいて）

――（そのままで）いいよ。

「みず、みず、みず」（ティッシュを取ろうとする）

ＳＳさんよりもう少し意味の通る部分が多いのですが、基本的特徴は同じです。プロソディは正常で、丁寧な会話形式が採用され、話しかけに対する応答も迅速です。しかし、聞き取れない、崩れた言語音が混じります。このような、日本語の音に分けられないジャーゴンを特に「未分化ジャーゴン」と言います。つなぎの言葉がなめらかに繰り出されるのと対比的に、実質的な名詞はほとんど出てきません。「おともだち」と「みず」くらいです。「みず」は適切ですが、「おともだち」は脈絡がはっきりしません。ですが、訴えようとする内容はなんとなく伝わってきます。

このような発話の崩壊の原因を、どう考えればよいのでしょうか。

先ほども述べましたが、ウェルニッケは、物品の概念は触覚心像や視覚心像からできており、名前は聴覚心像からできている、と考えていました。

聴覚心像は、心の中の働きです。外へは表れません。ですから、モノの名前を実際に外へ出すには、声にしなければなりません。つまり、運動が必要です。運動記憶が活動することで、心の中の音のイメージは実際の声になるのです。

彼の考えでは、この失語では聴覚心像は壊れますが、概念も運動記憶も壊れません。だから、しゃべろうと思えばしゃべれるのです。ただ聴覚心像からのチェックが利かなくなっているので、間違った運動記憶を活動させて、間違った言葉を産生しても、気がつかないことになります。

言葉の乗り物が「自走してしまう」

ゲシュヴィントは、理解障害については、ウェルニッケの理論を基本的に認めていますが、発話障害については、独自の仮説を提唱しています。すなわち、ウェルニッケ失語の発話は、ウェルニッケ領域が破壊されたために、ブローカ領域がその支配から解き放たれて勝手に活動している状態だ、というのです（＊14）。

わたしは、この「勝手に活動する」という考えが好きで、「自走する」と言い換えて、よく使わせてもらっています。すなわち、ブローカ領域には、発話のために必要な形式的なパターンや常套的な語句は保存されていて、この領域が勝手に、手持ちの形式や語句を使って「自走する」のです。「自走」ですから、制御者（ウェルニッケ領域）はいないわけで、さまざまなエラーが起こるのは当然ということになります。

わたしは、ウェルニッケ失語症者の発話では、言語プロソディ（第2章参照）の能力と、センテンスの形式（外枠みたいなもの。会話に用いるセンテンスのパターン）を作り出す能力が、保存されていると考えています。つまり、会話を運ぶための「乗り物」は壊れていないのです。

「乗り物」というのは比喩に過ぎませんが、この比喩にもう少し悪乗りしますと、正常なプロソディ産生能力がレールで、正常なセンテンス形式産生能力がレールの上を走る貨車です。プロソディが作り出すレールに、センテンス形式という車両を載せて走らせることはできるのですが、この走り出してしまった車両に、荷物、つまり実質的な意味を運ぶ単語を正しく積み込むことはできなくなっているのです。

発話という言語産生の現場では、貨車の速度に合わせて、必要な語彙をその場で作り出し、その場で積み込んでゆかなければならないのですが、この仕事がうまくいかず、間違った語彙や、語彙になりかけの言語音が、そのままあたふたと積み込まれていくのではないか、わたしはそのように想像しています。

未分化ジャーゴンは、おおまかな「思い」(観念心像)に対応して喚起されたセンテンス性の音韻塊心像を単語や音節に分節することができないまま、そのまま音声化してしまった結果だと考えられます。

心が作り出すカタチと言葉

言語の神経構造を考えるとき、われわれは、「単語」だとか、「音節」だとかいう、言語要素を、きわめて安定したものと考えがちです。あるいは単語が運ぶ「意味」というものも、なんとなく安定した、実体的なものと考えがちです。

しかし、実際はどうなのでしょうか？

わたしの臨床経験から言いますと、これらはどれも心が作り出すカタチ（心像）です。心像というのは、わたしたちのまわりに存在する実体的なモノと違って、もともと、きわめてあいまいなもので、山や谷にかかる霧のようなものです。遠くからは、ある程度安定したカタチに見えますが、近寄ると、カタチなど、どこかに消えてしまいます。麓《ふもと》から見ると霧はあの山にかかったり、あの谷を昇ったりしています。でも、自分がその山に入っていると、周囲全部が霞んでいるだけです。

単語や意味は心から外部へ持ち出すときには、声音として構音化されたり、文字として形態化されたりするため、いかにも安定した形式を持っているように見えますが、それはあくまで外部用に整えられた形式です。

実際に心の中で起こっているさまざまな言語性経験は、必ずしも、声音や文字のような、明瞭な聴覚的なカタチや、視覚的なカタチをとっているわけではありません。もっとあいまいな状態にとどまっています。

わたしは、カタチをとる心理的経験（心像）は必要に応じ、その場その場、つまり「現場」で作り出されるのであって、「固定した」心像が大量に、整然と、どこかに貯蔵されていて、その貯蔵部位から引き出されてくる、というようなものではない、と考えています。単語のような言語記号も例外ではなく、完成してカタチを整えたものが記憶として倉庫に収められているのではなく、その場その場で必要に応じ、作り出されるのです。ただ、われわれは、心像というカタチを整えた状態しか気づくことができないので、そのカタチを生み出す過程が、カタチの前段階に存在していることを知る術《すべ》がないのです。

脳損傷では、この心像生産工程の、いわば中途生産物が、症状という形で現れてきます。ただし、この中途生産物が見えるのは、ほとんどの場合、観察者（治療者や家族など）であって、本人ではありません。本人は生産工程が壊れていることに気づかない、というより、気づくことができないのです。

われわれは心理過程の最終過程（カタチを結んだ心の動き＝心像）しか経験できないので、それ以外の心の動きは、霧に巻かれている状態に似て、はっきりとは経験できません。霧に巻かれている本人には、ぼやけた視界が広がるのみです。

繰り返しますが、言語の理解とは、相手の声音パターンを自分の声音パターンの記憶と照合し、その記憶につながる意味を喚起する作業です。この場合、いきなり、単語や音節が正しくとらえられるわけではありません。まずセンテンスならセンテンスの一区切りが、その全体として聞き取られます。そしてこの全体パターンが自分の記憶と照合されます。ついで、この全体パターンの記憶を導きの糸として、構成言語音の照合が進行します。

われわれの心にあるのは、決して個別の語彙や音節の聴覚性記憶心像だけではありません。センテンスをまとまりとして聞き取る段階でも、それに対応するセンテンス性音韻塊の聴覚心像を記憶として残しています。ただカタチがはっきりしないため、気づきにくく、その分、実感がないだけです。

聞き慣れない言語音を聞き取るとき

先日、テレビで、某大女優の、終戦後まもなくの歌手時代の経験の話を聞いていましたら、

「センチメンタル・ジャーニィとかあるでしょ。よく意味もわからなくって、『洗面所の蛇口』とかってね……」

と、語っていました。これは sentimental journey という言葉の全体、日本語ではない、聞きなれない言語音の全体を、自分の持ち駒の音韻塊記憶に合わせ、その音韻塊心像（心の中のカタチ）を「センメンジョノジャグチ」と、日本語音節に分節したわけです。

このようなことは、誰でも経験があるのではないでしょうか。外国語を聞き取るときに限りません。日本語でも同じです。わたしのように年を取ってきますと、トンチンカンな聞き取りが増えてきます。音韻塊だけで照合して、その間違いに合わせて構成音を割り出してしまうため、ずいぶんとあさっての方向を見た聞き取りになってしまうのです。

ちょうどこの本を書いている頃、NHKの連続ドラマで、毎朝、竹内まりやのテーマソングが流れていました。その中にどうしても意味が取れないくだりがありました。気になって毎朝、その部分に聞き耳をたてるのですが、毎朝「テンラン、エガミタ、シナイヲミソギ」としか聞こえないのです。「天覧　絵が見た　竹刀を　禊ぎ」って、なんのことやろ、それともここは外国語なのかな、などと考えていました。

ところが、一度歌詞が文字で流されたことがあり、それを見ていますと、なんと「天が描いたシナリオに沿い」なのでした。そう言えば確かにそう聞こえます。いったん、そう聞こえると、いつでもそう聞こえるようになりました。やれやれ。

言語心像を立ち上げていく過程

ウェルニッケ失語症では、相手の発話の理解が、発話パターン全体の理解のみにとどまっており、正確なセンテンス理解にまで進めない状態なのです。全体理解というのはきわめて不安定な理解状態ですから、うまくいけば、すっと理解できることにもなりますが、うまくいかなければ、まったくお手上げの状態にもなります。理解が揺れることがあるのはこのせいなのです。あるいは理解できていないのに、理解できていないことが理解できないのは、理解の水準が全体理解の水準にとどまっているため、構成成分まで分節しないと正確な理解にならない、ということ自体が理解できないからです。

発話の障害も同じで、心に浮かんだ音韻塊心像を正確な語や音の系列へと、分節・展開できないまま、プロソディという音声の乗り物が走り出すのです。その結果、おおまかな「思い」が、言語の規則に合わない、むちゃくちゃな音声として、口から飛び出してしまうことになります。聞き手が聞くのは、こうした言葉です。言葉はなめらかに繰り出されてはいるのですが、内容がよく聞き取れないのは当たり前です。

一方、発話者の心の中を想像しますと、発話者本人は、言いたいことを正しく言っているとしか思えず、細かい部分（正確な語彙や音節の使用）に間違いが生じていることには気づきようがないのだ、と思います。そもそも正確な言語音として発話されているか否かをチェックできない状態なのです。

言語理解も、発話も、その時、その場の状況に合わせて、言語心像を立ち上げていく、ダイナミックな過程です。決して、安定し、固定したモノ的な心像（単語や音節）が動いているのではありません。なんとなくそう思ってしまうのは、モノ的に経験できるように思える段階の心の動きしか経験できないからです。くどいようですが、われわれは心像の完成品しか意識できないので、そう信じ込んでいるだけなのです。

本章ではウェルニッケ失語を取り上げました。ブローカ失語とならんで、もっともよく知られている失語症です。

ウェルニッケ失語症では、言語理解能力が崩壊し、同時に発話能力も崩壊します。発話崩壊の特徴は意味のとれない空虚な言葉が流暢に産生されることにあります。

この失語の原因は、相手から受け取ったセンテンスをその全体として受け取るだけで、受け取った音韻塊心像を語や音節に分節できないことにあります。

一方、流暢かつ無内容な発語を生じるのは、自分の思いを音韻のカタマリの段階のまま、語や音節を系列立てて並べることなく、無傷のプロソディを持つセンテンス形式に乗せて、口に出してしまうためと考えられます。

第4章　言い間違いのふしぎ

——伝導失語

この章では、言おうとしている言葉を「言い間違えてしまう」、あるいは、相手の言葉をそのまま復唱しようとしても「言い間違えてしまう」など、「言い間違い」を特徴とする失語症について考えます。

言葉の単位は単語です。単語はさらに音節という単位からなっています。音節とは日本語の場合、いわゆる「あいうえお……」の五十音のことです。この音節の言い間違いが目立つのです。

このタイプの失語症は古くから知られており、「伝導失語症」という名前がつけられています。

なぜ伝導失語という名前かと言いますと、その言い間違いの原因が、「言語音を理解する(インプット)機能と、言語を音声にする(アウトプット)機能の間の、情報の「伝導(伝わり方)」にあると考えられたからです。

しかし、この考え方では、十分に説明しきれない点も多いのです。

わたしは、この失語症の本当の原因は、実はインプットとアウトプットの間の情報の「伝導」の障害などにはなく、もっと別の性質の障害、すなわち心の中に生まれたあいまいな言葉のイメージを、正確な言語音へと「分化」し、さらに「展開」してゆくというダイナミックなプロセスの障害にある、と考えています。

第2章のブローカ失語、第3章のウェルニッケ失語において述べてきたように、わたしは、言語実現とは、音のカタマリを音節へとほぐしていく過程だと考えています。そして、これから述べる伝導失語の諸症状は、この考え方を強く支持してくれます。

「ねこ」を「なこ」、「かばん」を「たばん」

わたしがアメリカから帰国し、神戸大学医学部付属病院精神神経科の外来診察を始めて、まだ間もないころでした。話し言葉の障害が強いので調べてほしいと、ひとりの女性患者が紹介されてきました（ここではＨＨさんと呼ぶことにします）。

ＨＨさんは六六歳で右利き、病気が始まったのは前年の八月で、急に、まったく言葉が出なくなってしまったといいます。直後の入院検査では、軽い右半身の運動麻痺と、強い言語の理解障害が認められたそうです。

さっそく、入院してもらい、いろいろ調べました。検査の結果、左大脳半球の側頭葉にある脳室が著しく拡大しており、左中大脳動脈の分岐部に動脈瘤が見つかりました。脳波は左大脳半球後半部の異常を示しました。おそらく、左側頭葉中心に脳梗塞による大脳萎縮が生じている状態と思われました。

ＨＨさんの症状の中心は発語障害で、自発語は結構流暢に出るのですが、センテンスの途中で言葉に詰まってしまったり（頑張るのですが適切な言葉が見つからない）、途中で途切れてしまったりします。発話内容には実質名詞（モノの名前など）が乏しく、しかも、「ねこ」を「なこ」、「かばん」を「たばん」など、多くの音節性錯語（五十音での言い間違い）が認められます。

言語理解は少し落ちてはいますが、かなり良好です。

復唱には強い障害があります。ほとんどは音節水準の間違いです。

日常物品などの呼称能力にも障害が生じています。しかし、名前の理解力は十分で、名前を言われれば、その物品を正しく選択できます。

読みは、黙読だと良好ですが、音読だと強く障害され間違いが頻発します。

書く能力はかなりよく保たれ、短い手紙なら、少しの間違いはあるものの、意味の通る文が書けます。

単語や文の模写は正常です。

まとめますと、ＨＨさんの言語症状は、話す能力（正確には、構音・構語・センテンス表出能力）も、聞く能力も保たれているにもかかわらず、自発語でも、呼称でも、音読でも、復唱でも、音節性錯語が目立つのが特徴です。

これは伝導失語症と呼ばれる失語症の病像です。わたしにとっては、初めての出会いでした。

ウェルニッケが記したもうひとつの失語症

ここで、この伝導失語はどういう症状を持つ失語症なのか、症候概念はどのように打ち立てられてきたのか、少し歴史を振りかえってみましょう。

最初にこの名が登場するのは、前章で述べたカール・ウェルニッケの『失語症候群』という著作です（*1）。

この著書で、ウェルニッケはそれまで知られていなかったふたつの新しい失語症を記載しました。ひとつが前章で述べたウェルニッケ失語（感覚失語）で、もうひとつがこの伝導失語です。

すでに第2章で述べましたが、このウェルニッケの著書が世に出る一三年前の一八六一年、ポール・ブローカが、言語の理解は保たれるものの発話がまったく不可能になってしまう失語症（ブローカ失語）について、報告していました。

ウェルニッケは、ブローカの記した失語症を運動失語症と呼び、これと自分の発見した感覚失語症および伝導失語症の三者の病態を当時の大脳生理学の知見に組み込んで、統一的な説明を試みました。

ウェルニッケは、ブローカの言う運動失語はしゃべれなくなるのが特徴で、その病巣は左大脳半球前頭葉下前頭回の後方に見つかることが多いこと、そして自分の言う感覚失語は相手の言葉が理解できなくなるのが特徴で、その病巣は左半球上側頭回の後方に見出されたこと、というふたつの事実に基づいて、構音のための運動記憶は、左半球下前頭回後方に存在し、言語理解のための聴覚心像は左半球上側頭回後方に存在すると考えたのです（66ページ、図4）。

ここで、繰り返しになりますが、言葉を理解したり発したりするときの、大脳の中の流れを再度、確認しておきます。

聞いた言葉はまず、左右の側頭葉にある聴覚野に入ります（46ページ、図2。この点は、ウェルニッケやブローカの時代にすでに明らかになっていました）。

この段階ではまだ言葉は意味のない音声のつらなりとしか聞こえません。この、ただの音声のつらなりを意味ある言語音のつらなりに変換するのが、左大脳半球側頭葉で、聴覚野に隣接する言語受容領域です。ここに聴覚心像が蓄えられています。聴覚心像とは、音声のつらなりの情報が脳に入ってきて、心に意識される聴覚性のカタチです。

一方、口や喉頭や舌などの、運動を支配する運動領域は左右大脳半球前頭葉にあります（この点も、当時、すでに神経学の常識になっていました）。ブローカが報告した言語領域は、この左前頭葉運動野の直前方に位置しています。ここは、だから発語のための運動準備態勢を整えるところ、つまり言語音を発するための運動記憶を蓄えている領域と考えられます。

この聴覚心像領域と運動記憶領域が、連合線維《れんごうせんい》によって結ばれている、というわけです。

もしこの回路（言語の聴覚心像中枢→連合線維→言語音の運動記憶中枢）によって言語が作り出されているのであれば、連合線維の損傷による失語症も存在するはずです。そして、この失語は、感覚失語とも運動失語とも性質が異なっているはずです。ウェルニッケは、そのような失語症の症状特徴を、次のようなものだと予想しました。

①まず、言語音の聴覚心像領域は壊れないのだから、聴覚性の言語理解は完全だろう。

②また、言語音の運動記憶領域も壊れないのだから、思ったことを表現することもできるだろう。

③しかし、運動記憶中枢は聴覚心像中枢との連絡を失っているのだから、発話に際して正確な単語を選択する力は低下するだろう。ただ、このときに見られる単語選択の混乱は、聴覚心像中枢そのものが壊れてしまった場合ほど強くはならないだろう。なによりも、間違った言葉を発してしまったとき、その言い間違いに気づくことができるだろ

う。したがって、言い間違った場合、意識的に間違いを訂正しようとするだろう。
④文字は読めなくなるだろう。ただし、教育歴が高くて、単語読みに十分熟達している人の場合は、その単語が概念を呼び起こし、その概念から適切な単語を呼び起こすことができるので、ある程度は、読むことができるだろう。しかし、聴覚心像と運動記憶をつなぐ連合路が切断されているので、一文字一文字を順序よく、正確に読んでゆくことはできないだろう。

以上のような考えに基づき、ウェルニッケはこのタイプの失語症に「伝導失語」という名前を与えたのです。

伝導失語の症状

ウェルニッケは、その具体的な例を二例、記しています。二例とも、臨床例で、剖検には至っていませんので、具体的な病巣はわからないのですが、ウェルニッケは聴覚心像―運動記憶連絡路は島葉（島葉は前頭葉と側頭葉の中間に位置する大脳領域です。表面からは、ほかの大脳領域に隠されて見えません）を通る、と考えていましたので、島葉（図4）が損傷されているはず、と想定しています。

その一例を紹介しましょう。

ある六四歳の薬剤師の例です。

この患者さんは、一八七四年三月一五日、字が読めなくなったのに気づき、三月一八日にブレスラウの眼科医を受診しました。しかし、その日のうちに話し言葉の障害が出現したため、そのままウェルニッケの勧めている病院を紹介され、入院しました。

この患者さんは話しかけた言葉すべてを理解できました。答えも正確です。語彙はまったく減っていません。しかし、多くの物品の名前を言うことができませんでした。正しい名前を見つけようと努力するのですが、見つけられないので、いらいらします。しかし、正しい名前を聞かされると、その名前をためらいなく正しく繰り返すことができます。

多くの常套的表現を流暢に使いますが、何かの名前でつまずくと、いらいらし始めます。そして、いったんそうなると、その後の発話はひどく停滞し、出てくる単語はすべて意味不明になってしまいました。間違いを直そうとすればするほど、事態は悪化します。

一方、くつろいだ状態だと、完全なセンテンスを話せることもありました。この場合、センテンスは文法的には正しいのですが、意味内容は彼の意図したものとは異なります。そうなると、再びいらいらし始めます。

加えて、読みの障害もありました。

文字を見せ、その名を言ってもらいますが、言えません。ところが、横にあった本の金文字のタイトルを見て、ゲーテだ、と言います。その横に、シラーの本があったのですが、この名前は読めません。しかし、名前を聞けば、それに対応する文字や単語を指差すことができます。

書くほうも困難で、書き写すことはできますが、自発的には、ほとんど書けません。

言語症状には揺れがあり、未知の人と話さなければならないときは、親しい人と話すときより、ずっと障害が強くなります。特に、医師の診察のとき、失語はもっとも強くなります。

要約しますと、言語理解がよく、運動性発語能力は保たれています。つまり構音障害や、いちじるしい語彙数の減少や、センテンス形成能力の低下、などは認められません。

しかし、正確な単語の表出が困難で、単語を言い間違うと、それに気づいて、訂正しようとし、ますます言い間違いがひどくなります。字も読めず、書けません。
これは確かに、ウェルニッケ失語ともブローカ失語とも違う、ユニークな病像です。

内科医リヒトハイムの考え

ところで、もし言葉の聴覚心像と言葉の運動記憶が連絡を絶たれたのだとしたら、言葉を正しく聞き取ったとしても、その言葉を聞き取ったとおりに正しく繰り返すこと（復唱）ができなくなるはずです。ところが、興味深いことに、ウェルニッケが記載した伝導失語症候群では、復唱の障害には言及がありません。むしろ、前述のように「正しい名前を聞かされると、その名前をためらいなく正しく繰り返す」と述べているくらいです。

実は、復唱能力の低下を伝導失語の核心的な症状と考えたのは、ウェルニッケではなく、ルードウィヒ・リヒトハイムというスイス、ベルンの内科医でした（＊2）。ウェルニッケの著作の出版から一一年後のことです。

リヒトハイムが唱えた伝導失語の病像を、話し言葉と書き言葉に分けて整理し直してみますと、次のようになります。

まず、話し言葉については、次の三つの特徴があります。

①理解能力は保たれている。
②話す能力（意図的な言語実現能力）は保たれているが、その中に錯語が見られる。
③単語の復唱能力に障害が生じる。

書き言葉については、次の五つの特徴を示します。

①理解能力は保たれている。
②書く能力（意図的な書字能力）は保たれているが、その中に「錯書」（別の字に書き間違うこと）が見られる。
③単語の模写能力は保たれている。
④音読能力に障害が生じる。
⑤書き取りに障害が生じる。

ややこしくてひどく面倒な話ですが、これも言語活動の複雑さの反映なので、ご辛抱願います。つまり、口頭言語における復唱障害と錯語の出現が特徴で、書字言語でも同じパターンの症状が生じる、ということです。

さて、リヒトハイムは、ウェルニッケの聴覚心像中枢と運動心像（本書でいう運動記憶）中枢、およびそのふたつの中枢を結ぶ連合路の外に、「概念」（モノの意味）をつかさどる中枢が存在するはずだ、と考えました。そして、この概念中枢と、聴覚心像中枢、および運動心像中枢の間にも、それぞれ連絡路があると考えました（次ページ、図5）。

復唱においても、自発的に話すときと同じように単語の言い間違いが生じるのは、復唱のルートである聴覚心像中枢と運動心像中枢を結ぶ連合路が破壊されるため、聴覚心像中枢から言葉を受け取った概念中枢が、聴覚心像中枢の監督を受けずに、運動心像を駆動するため、というのがリヒトハイムの説明です。課題は復唱なのですが、実際には、自発的に話すときと同じルートで復唱課題をこなしているのだというわけです。

つまり、リヒトハイムは、自発話に見られる錯語と、復唱に見られる錯語は同じメカニズムで発症すると考えたのです。

ここで、リヒトハイムが典型例だと考えた伝導失語例を紹介しましょう。

この患者さんは、四六歳の男性で、一八八三年四月三日に入院しました。発症時の詳細は不明です。話を簡単にするため、項目にしてまとめます。

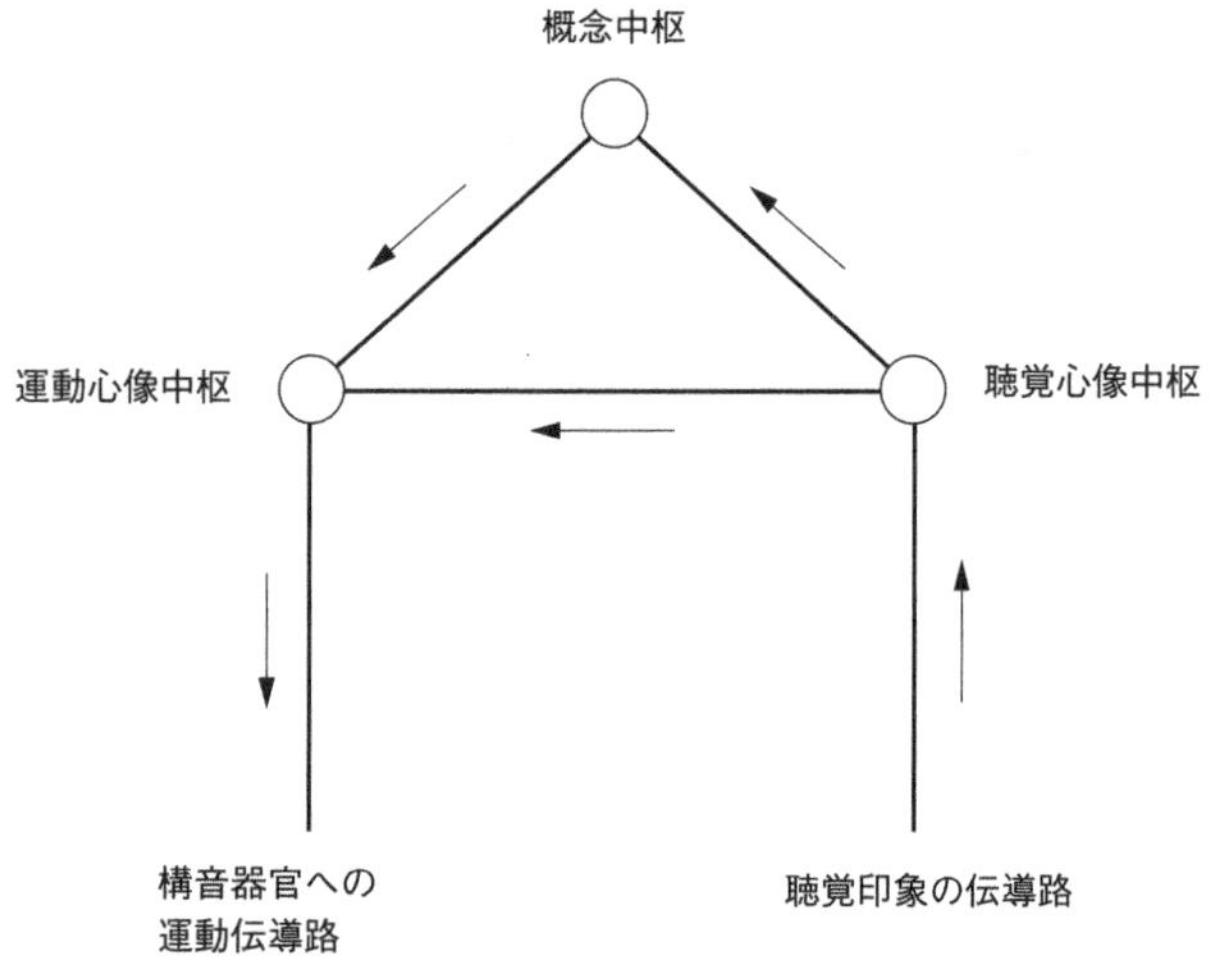

図5．リヒトハイムが考えた復唱の仕組み。伝導失語では、聴覚心像中枢から運動心像（本書でいう運動記憶）中枢へ行く直接経路（図の三角形底辺の右から左への矢印）が壊れるため、聴覚心像中枢→概念中枢→運動心像中枢という経路で、復唱が行われる、と考えます。

①自発的な発話に強い変化があります。大量の単語をつなぎ合わせ、流暢に話してくれるのですが、内容はほとんど理解できません。本人は自分の発話が間違っているのに気づき、身振りなどを使って正しい意図を伝えようとします。単語数はできるだけ少ないほうが、意味は通じます。たとえば「夕食には何が出ましたか？」と聞くと「パン、肉、ジャガイモ」と答えます。

②センテンスの復唱は自発話と同様、うまくゆきません。しかし、短い単語だと正答します。

③話し言葉の理解は完全です。

④書字言語の理解も正常です。

⑤書字言語の音読は自発話と同様に障害されています。

⑥自発的に文字を書くことは困難です。単語内の文字の順序が混乱します。しかし、文字の模写は正確にできます。

基本パターンはウェルニッケが記したのと同じですが、復唱の障害、とりわけセンテンスの復唱障害に注目しているところがみそで、新しいところです。書き取りの問題はさておき、リヒトハイムもウェルニッケ同様、言い間違いは単語の水準で起こると考えていたようです。

この症例については、死亡後、剖検が行われました。おそらく、伝導失語では初めてのことだったと思われます。その記録によりますと、「左大脳半球シルビウス裂（40ページ、図1。前頭葉・頭頂葉と側頭葉を分けている大きな裂け目）の上下に位置する脳回《のうかい》が陥没。前頭葉中心前回および頭頂葉中心後回が陥没。ライル島（島葉のこと）が陥没。第一側頭回（上側頭回）中央部も陥没（66ページ、図4）。中大脳動脈が島葉に達した部位で、一・五センチにわたり白くなり、閉塞」とあります。まだもう少しあるのですが、煩雑になるので省略します。

おそらく、これは剖検開頭時の所見で、記載されているのは外見から推定した状態だと思われます。通常の手順ですと、この後、脳は固定され、固定が終われば、脳を切断して、脳内部の検査を行うことになるのですが、そのことは記されていません。ですから脳のどの部分にどのような病巣があったのか、正確なことはわかりませんが、左中大脳動脈のかなり基部の部分に閉塞が認められていますので、この動脈の灌流域に合致する広範な破壊があったものと思われます。島葉も含まれますが、島葉だけが責任病巣とは言えない所見です。

ウェルニッケが、自分が提唱した伝導失語の診断に際して、復唱能力に言及していないのは、たぶん、たぶんですが、当時の失語症診断では、患者に検査者の言葉を繰り返してもらう、という検査が行われていなかったためではないかと思われます。いずれにせよ、リヒトハイムの論文発表以降、復唱障害は伝導失語を診断するための、もっとも重要な判断基準となりました。その結果、また問題が生じました。今度は復唱を重視するあまり、ウェルニッケがその症状の核とした、自発話の言い間違いと、言い間違いの気づきと、言い間違いの訂正困難という、復唱障害よりもっと重要な点が無視されてしまうようになったのです。復唱障害を見つければ、それだけで、伝導失語と診断してしまうことさえ珍しくなくなりました。

ウェルニッケとリヒトハイムの提唱した伝導失語像は、ふたつの言語中枢（聞いた言葉を理解する役割を担う聴覚性言語音理解の中枢と、言葉を音として発する役割を担う言語音の運動記憶の中枢）が別々に存在し、このふたつは連合路によって結ばれている、という理論に基づいています。この仮説に基づいて患者を診ていたら、実際そんな患者がいた、という流れです。大脳の中にくっきりと境界を区切ることのできる「中枢」を仮定し、その中枢と中枢の間を連合線維でつなぐ回路を想定し、その回路の破壊箇所の違いによって、さまざまな症状を説明しようとしたわけです。この説明は単純明快でわかりやすいこともあって、広く受け入れられるようになります。伝導失語の存在は、ウェルニッケ・リヒトハイム流の回路理論（一般に、われわれの世界では「図式論」などと呼ばれます）に一定の信憑性《しんぴょうせい》を与えたことになったのです。

さて、このような、「伝導失語における言い間違いは、おもに単語のレベルで起こる」という考えに対して、ボストンのゲシュヴィントやグッドグラスは、「（そうではなく）言い間違いは、おもに音素（言語の最小単位で子音や母音など）のレベル（あるいは「字」のレベル）で起こる」と指摘しました。

ただ、この考えに、わたしのただし書きを付け加えておきますと、日本語では発音の心理的単位はもう少し大雑把で、だいたいが音節（音素が集まったもの）です。そしてこの音節を表記したのが仮名です。したがって日本語では音の言い間違いがあったとしても、アメリカ人の症例と同じように、即、音素のレベルで障害があるという判断はできません（ですので、この説は、そのような点も考慮しつつ検討すべきだと思います）。

再びＨＨさんのケースを考える

わたしは、自分の経験から、伝導失語で目立つ言い間違いは、ここまで述べてきたような単語レベルや音素レベルではなく、音節レベルで起こることが多いのではないか、と考えています。

ＨＨさんの例に戻りますと、彼女の言い間違いは五十音水準で起こっています。それも、音節の数が多い単語ほど、間違いが目立ってきます。

たとえば、「ア」とか、「エ」とか、ひとつの音節からできた単語なら、正確に繰り返せるのですが、三つの音節からできた単語「タカラ」だと、間違います。五音節の「スベリダイ」となると、まるで駄目です。ここをもう少し調べれば、言い間違いの発生メカニズムがわかるかもしれません。

そこで、単語の音節数と間違いの関係について、いろいろな課題を行って詳しく調べてみることにしました。

まず、復唱の能力を調べる課題です。

同じ音節数を持つ単語をそれぞれ二〇個用意しました。具体的には次の五種類です。

・一音節の単語（メ、ハなど）
・二音節の単語（ハナ、クチなど）
・三音節の単語（ハナビ、サクラなど）
・四音節の単語（タタカイ、タコヤキなど）
・五音節の単語（スベリダイ、カザグルマなど）

ＨＨさんには、この中から単語をランダムに聞かせて、繰り返してもらいました。時間制限なしです。

結果は診察時の印象どおりで、はっきりしたものでした。本人は単語の意味はわかっています。すなわち、音節数が多いほど、繰り返しが難しくなりました。本人は単語の意味はわかっているのです。しかし、繰り返せません。

具体的に言いますと、一音節語の繰り返しは、一九個成功しました。失敗はわずかひとつです。二音節語は全部成功です。しかし、三音節語になると成功は一三個で、七個失敗しました。四音節語になると、失敗は一五個に達し、繰り返せたのはただの五個です。五音節語はもっと悲惨で、うまく繰り返せたのはわずか二個のみでした。

繰り返しに失敗した場合、HHさん本人も失敗に気づきます。そして、もう一度単語の提示を要求し、またやってみます。でも、うまくゆきません。間違いを訂正しようとすればするほど、かえって間違いがひどくなる傾向があります。

この間違いには明らかなひとつの特徴がありました。(何度も勤務先を変えているうちに、正確な資料は行方不明になってしまったので、発語の誤りの具体的な例をお示しできないのが残念ですが)繰り返しに失敗した場合、第一番目の音節は正しく繰り返されていることが多く、間違いは目標語の後ろの方で多くなりました。たとえば、五音節単語群のエラーの内容を見てみますと、一八単語の失敗のうち一六単語では、初頭音節は正しく繰り返されていました。後の音節ほど、崩れてくるのです。

次に、呼称能力について調べました。

先の課題と同じように、一音節から五音節までの名前を持つ、具体的な対象物の線描画を用意し、その名前を言ってもらいました。

こちらは、同一音節数のものを各二〇枚準備することはできなかったので、一〇枚ずつにしました。一音節語だと「目」の絵、二音節語だと「川」の絵、三音節語だと「桜」の絵、四音節語は「唇」の絵、五音節語は「滑り台」の絵、という具合です。この場合も、時間制限などもうけず、ゆっくり名前を言ってもらいました。

HHさんは絵を間違いなく認知できます。しかし、復唱の場合と同じように、呼称すべき名前（目標語）の音節数が増えるほど呼称は困難になりました。

具体的には、一音節名だと一〇枚の絵全部を正しく呼称しました。二音節名でも全問正解です。三音節名ではひとつだけ間違えました。しかし、四音節名になると、成功はたったひとつになりました。五音節名での正答はありませんでした。

この呼称検査のとき、正答の場合であろうと、間違いの場合であろうと、一題終わるごとに、必ず、正しい名前を聞かせて、それを繰り返してもらいました。この場合、絵を前にしていますから、視覚的な手がかりと、聴覚的な手がかりが同時に与えられることになります。

この聴覚的な手がかりは呼称を改善したでしょうか？

実は、まったく何の役にも立ちませんでした。かえって成績は悪化しました。たとえば、三音節単語の場合、呼称では一〇個のうち、一個失敗しただけですが、その失敗した絵の正しい名前を復唱してもらうと、失敗は二個になってしまいました。むしろ増えたのです。四音節名では失敗は一〇個のうち八個で、ひとつだけ改善しました。五音節名になると、成功したのはたったひとつになりました。

つまり、絵を前にした呼称と復唱の課題では、言うべき目標語は本人の心の中ではっきりイメージされているのです。それにもかかわらず、正しく言葉にして口に出すことができないのです。単純復唱（前回の課題）の場合と同じで、エラーを調べてみますと、第一音節の間違いは少なく、それ以降の音節展開で間違いが増えていました。

仮名と漢字

さて、今度は、絵のかわりに仮名と漢字を課題にしたらどうなるでしょうか？

漢字は絵と似ていて、ひとつの形（文字）で、多音節の名前を表すことができます。でも絵ははっきり違います。呼称すべき名前に厳密な規則はありません（たとえば、川の絵を見ても、必ずしも「カワ」と呼ばなければならない必然性はありません。「ナガレ」でも、「オガワ」でも間違いではないわけです）。しかし、漢字は言語記号ですからその名前は厳密に決められていま す（「川」という漢字を見れば、「カワ」か「セン」しか、正解にはなりません。「ナガレ」も「オガワ」も間違いになります）。

また、仮名と漢字の違いは、仮名は一文字が一音節を表すことです。

検査では、仮名表示の単語を一音節から五音節まで（つまり、仮名一字から五字表記のもの）、おのおの一〇個、そして漢字表示の単語をやはり一音節から四音節までおのおの一〇個用意しました。漢字はすべて一文字で、一文字で一音節から四音節の名前を持つものを選びました。一文字で五音節の名前を持つ漢字を一〇個選ぶのは無理なので、四音節までにしました。

一音節名の漢字は、たとえば「矢」「歯」など、二音節名の漢字は「皮」「水」など、三音節名のものは「宝」「車」など、四音節名のものは「盃《さかずき》」「猪《いのしし》」などです。

漢字の音読の結果は、絵の呼称や復唱とまったくと言ってよいくらい同じ間違いパターンを示しました。

すなわち、一音節名の漢字と二音節名の漢字の読みは全問正答でしたが、三音節名の漢字になると、正読できたのは七個に減り、四音節名の漢字になると、わずか二個に落ちてしまいました。この場合も、絵と同じで、本人は漢字の意味は理解しており、その名前もイメージできているようなのですが、実際には正しい音節の系列に展開できないのです。

ところが、仮名表記の単語の読みは様子が違いました。はるかに成績がよいのです。四文字単語までは全単語正読で、五文字単語でようやく読み間違いがふたつ出現しました。四音節語の例を出しますと、「さかずき」は読めましたが「盃」は読めなかったのです。「盃」が「サカズキ」を表していることはわかっているのに、です。

では、口で言えないとしても、手を使えば、心でわかっているはずの名前を表出できるでしょうか？　つまり、音声化するのではなくて、文字に書き出す能力は残っているでしょうか？　これも気になります。

そこで、それまでの検査と同じように、一音節から五音節までの名前を口頭で聞いてもらい、その名前をそれぞれ漢字と仮名で書き出してもらうことにしました。課題には、同じ音節数を持つ名前を二〇個ずつ用意しました。たとえば、「サクラ」という単語を聞かせ、最初に漢字で「桜」と書いてもらい、ついで同じ単語を仮名で「さくら」と書いてもらう、という手順です。心にとめていただきたいのは、この検査でも、ＨＨさん本人は聴覚的に与えられた(聞いた)単語の意味は理解できていた、ということです。

漢字の書き取りは、一音節名の漢字、それも比較的容易なものを二〇個も揃えることができませんでしたので、二音節名から五音節名のものにしました。

この課題では、二音節名（すべて漢字一字）の書き取りで一八個正答しました。三音節名（いくつかは漢字二字が必要、たとえば「手紙」など）では一七個正答しました。しかし、四音節名（いくつかは漢字二字が必要。たとえば「仲人」など）ではガタンと落ちて、八個しか正答できませんでした。五音節名（多くは漢字二字が必要。たとえば「風車《かざぐるま》」など）では正答はたったの二個でした。音節数が多いほど、書き出しにくいのです。

仮名の書き取りでは、この傾向が漢字よりもっと顕著でした。一音節名の書き取り（つまり、仮名一字の書き出し）は全問正答でしたが、二音節名（つまり仮名二文字が必要）になると、正答は一四個に減りました。漢字書き取りより、四個間違いが増えています。三文字名になると、正答はたった六個になりました。漢字の正答数とは、なんと一一個も開いています。四文字名では、正答はわずか三個です。漢字も成績は悪いのですが、漢字よりさらに五個も間違いが増えています。五文字名の書き取りでは、正答は二〇個のうちたった二個に落ちてしまいました。この音節数では漢字もやはり成績が悪く、同じ正答数にとどまりました。

この仮名書き取りテストでも、音節数（文字数）が増えるにつれ、成績が低下します。つまり、復唱や呼称や漢字音読など、音声表出の成績と同じパターンを示していますが、さらに成績が悪いのです。これはどうしてでしょうか？

わかっているのに口にすると間違う理由

結局、ＨＨさんの言い間違いの核心は、本人は何という単語を言いたいか十二分にわかっているのに、実際その単語を口にする段になると、間違った音節の系列が出てくることにあることがはっきりしました。しかもこの困難は自発話や、復唱や、呼称や、文字の書き出しなど、すべてに認められます。

同じ水準の障害（音節レベルの間違い）が、話すときも書くときも出る、すなわち表出の手段（音を組み立て発話する運動なのか、それとも手の運動なのか）を問わずに出るということは、問題が音の組み立てにあるのではなく、もっと高い心理過程にあることを意味しています。

しかもこの障害は目標語の音節数と関係しています。

そのことを疑問の余地なく示しているのが、単音節や二音節の語では、表出能力が十分に保たれているという事実です。呼称でも、復唱でも、仮名の読みでも、必要音節が少なければちゃんと言えるのです。しかし、発音に必要な音節数が増えると、とたんに間違いが始まります。

本人は言いたい語（目標語）をちゃんと心に思い浮かべているのですが、それでも間違うのです。目標語をＨＨさんが心の中で把握していることは、彼女が常に間違った言葉を訂正しようとしていることからも明々白々ですが、別の証拠もあります。

その証拠とは、仮名による単語の書き取り課題時の錯書の内容です。

先に述べた、単語を口頭で聞かせて仮名で書き取ってもらう課題で、ＨＨさんの書き間違いを調べてみますと、仮名二文字が必要な二音節単語の書き取りでは、二〇単語のうち六単語で書き取りに失敗しています。しかし、この六単語のうち五単語では、書き出した二字のうち、一字は正しい仮名が含まれていました。仮名三文字が必要な単語の書き取りでは、二〇単語のうち一四単語の書き取りに失敗しましたが、この一四単語の誤答のうち、八単語では、仮名を三字書き出しています。目標語と同じ字数です。しかもその三字綴りの八単語のうち、なんと八単語とも二字までは目標語の音節です。

たとえば、「ホトケ」と聞いて、「けとい」と書き出しています。順序が狂っていますが、「け」と「と」は正しい音です。あるいは「クルマ」を「くまい」と書き取っていますす。やはり、「く」と「ま」は正しい音節です。さらに、四字を書き出したのが五単語ありましたが、そのうち三語では三字までも正しい仮名文字が含まれていました。四音節語課題では、失敗が一七単語に増えていますが、そのうち一〇単語では、字数は四で、目標語音節数に同じです。そしてこれら四字綴りのうち、三文字まで正しいのが、六単語ありました。五音節語の場合も、一八単語の誤答のうち、九単語は五文字で書かれており、そのうち二語で、四文字までが正しい仮名を含んでいました。

極端な場合は、全部の文字が正しく、順序だけが間違ったのもありました。たとえば、「ナカナオリ」を「なかおなり」と書き取っています（本当は、音声表出で調べるべきですが、仮名書き取りで代用しました。音節数によるエラーの増加傾向は、音声表出でも、仮名書き出しでも、同じですから、仮名書き出しのほうが、資料としてはより確実です。音声は分析時に聞き間違うかもしれませんが、書き取りは間違いようがありません）。

書き出すべき目標語を与えられたとき、その正しい目標語は本人に正しく理解され、かつ表出すべき目標語として正しく心像化されているものと考えられます。そうでなければ、目標語に含まれる仮名文字（音節）がエラーの中に、これだけ多く含まれるはずがありません。

音韻のイメージから次の段階に進めない

なぜ、正しい単語の心像が心に浮かんでいるのに、実際には間違った音節が出るのでしょうか？

これまでも繰り返し述べてきましたが、単語は意味、つまり、必ずしも言語音と結びついているわけではないもろもろの「思い」（観念心像）と、その名前、つまり聴覚性の言語音心像が結びついたものです。

ＨＨさんは、観念心像を思い起こす能力にはまったく問題がありません。問題は言語音心像のほうにあります。しかし、言語音心像も一音節語や二音節語だと、大丈夫です。ところが一単語の構成音節数が三を超えると間違いが増え始めます。しかも、間違いの中には目標語の音節が多く混じっています。

おそらく、ＨＨさんの困難は、表出しようとする単語の、そもそもの生成の段階にあります。これまでのわたしの考え方をあてはめますと、言いたい単語の全体的な音韻のイメージ（単語の音韻塊心像）は、はっきりとＨＨさんの心に浮かんでいるのですが、この音韻塊心像を、次の段階である音節心像の系列へ分化（分節）できないのではないか、と思われます。単語の音韻塊心像を適切な音節心像群に分節し、さらにその分節した心像群を並べる（系列化）過程に障害が生じているのだと考えれば、説明がつきます。ひとつやふたつの音節からなる単語音韻塊の分節や系列化は、比較的容易なのでしょうが、分節し、かつ展開（系列化）しなければならない音節心像数が多くなると、この過程が混乱を起こすのです（＊3）。

たとえば、わたしが誰かと話をしていて、共通の知人Aさんの話になり、「昨日、Aさんから手紙もらってね」と言おうとした、そんな例で考えてみましょう。

この場合、「昨日」でも「Aさん」でも「手紙」でも、どれでもよいのですが、仮に「手紙」という単語を考えてみます。「テ・ガ・ミ」と発音するためには、まず手紙のイメージ（観念心像）を心に浮かべ、ついでその名前「テガミ」というまとまった言語音心像の記憶（音韻塊心像）を喚起し、ついで、このカタマリをテ・ガ・ミというはっきりした音節に分離し、ついで実際に「テ」・「ガ」・「ミ」と三つの単位音を、この順に発音してゆくことになります。

つまり、次のようなステップをふむと考えられます。

①「手紙」の観念心像の生成。
↓
②「テガミ」の単語音イメージの輪郭像（音韻塊心像）の生成。
↓
③このカタマリを、具体的な「テ」・「ガ」・「ミ」の個別音節心像に分節し、さらに系列化する。

④（③の）音節心像に対応する運動記憶の呼び起こし（第2章、96ページ「思いから音声へ」の項参照）。

音韻塊心像とその展開

ＨＨさんは、この展開の③の段階で障害が生じている、すなわち単語の音韻塊イメージを、具体的な音節心像（個々の音節の聴覚性イメージ）に分節し、さらに分節した音節群を一定の系列へ展開する段階で、障害が生じているのだと考えられます。

おそらく、思考水準での観念操作には、センテンスレベルの音韻塊心像が喚起できていればそれで十分なのです。しかし、実際に発音するとなると、この音韻塊イメージでは不十分で、これを意味の単位である単語のレベルの音韻塊イメージに分け、さらにこの単語の音韻塊心像を、実際的な音の組み立て（構音）に必要な個々の音節のカタチ（心像）に分けていく必要が出てきます。そうでないと運動プログラムのような具体的な神経過程を駆動することはできません。

この分節・系列化のプロセスに故障が起きると、実際に表出される音節系列は、目標語に近いとしても、間違いを含むことになるでしょう。音節群「テ」「ガ」「ミ」は選択されても、「テ・ミ・ガ」になるかもしれず、「ガ・テ・ミ」になるかもしれませんし、実際、そうなっているのです。伝導失語の場合、目標語の音韻塊イメージはしっかりと喚起されているようですから、実際に表出された音節系列の間違いには気がつきます。しかし、正しい音節系列は喚起されないのですから、訂正はうまくいきません。また間違った、また間違ったと、訂正を繰り返すことになります。こう考えると、HHさんが検査で、多音節語になるほど間違えていたことや、間違いには（多音節語の場合でも）目標語の音節文字が多く含まれていたことが納得できます。

心の中に多音節をきちんと並べて系列を作る能力は、ここまで見てきたようにとても大事なのですが、それが作れないため、あるいは作れたとしても、その系列を安定して維持できないために、多音節単語を発することができなくなるのです。

この仮説を、HHさんのもうひとつのデータが支えてくれます。

そのデータとは、すでに紹介した単語の音読の成績です。

この結果を見ますと、漢字一字で表される多音節語の正しい読みは音節数の増加とともに減少していますが、仮名表記の多音節語の読みはそれほど落ちていません。四音節語の読みでは、漢字（一字で表されています）は二字しか正しく読めていませんが、仮名（四字で表されています）は一〇単語すべてが正しく読めています。漢字「猪」を読むときは、

「イ・ノ・シ・シ」の四音節心像系列をあらかじめ心に思い浮かべなければなりませんが、仮名「いのしし」を読むときは、音節の系列がそのまま提示されているわけですから、自分で思い浮かべる必要はなく、この字を順番に読んでゆけばよいわけです。

さらにこれも繰り返しになりますが、書き取りの成績も、この仮説を支持します。すなわち、HHさんは、漢字一字で足りる多音節単語の書き取りの成績は比較的良好ですが、仮名だと、二音節単語（仮名二字必要）でも、すでに漢字より悪く（仮名は二〇語のうち六語で間違い。漢字は二〇語のうち二語で間違い）、三音節単語（仮名三字必要）だと、漢字よりはるかに誤答が増えています（仮名は二〇語のうち一四語間違い。漢字は二〇語のうち三語間違い）。仮名の場合は目標語の音節心像系列を維持し続けなければ書けませんが、漢字は音節心像系列があいまいであっても、音韻塊心像はちゃんと心に浮かんでいるので、書くことができるわけです。

HHさんのような典型的な伝導失語症候群の経験から想像する限り、われわれが多音節単語を表出するときには、単語を実際に発音する前に、われわれの心の中では、目標語心像に合わせて、構成音節心像群を喚起し、そしてその心像群を系列化する、というダイナミックな過程が進行しているのではないか、と考えられます。

言語による違い

さて、このような特徴は日本語話者であるＨＨさんに限っているわけではないようで、彼女と似た、音節水準に障害のある伝導失語例は、フランス語圏や、英語圏など、日本語話者以外の伝導失語でも報告されています。

たとえば、Ｊ・デュボワらフランスの研究者（一九六四年）の論文に発表されている、フランス語の話者で典型的な伝導失語症の患者の単語復唱のデータを見ますと、一シラブル単語と二シラブルあるいは三シラブル単語の復唱能力では、複数シラブルのほうに強く障害が生じています。単語を構成するシラブル数が多いほど、復唱が難しくなる傾向が明らかで、ＨＨさんと似ています。この報告はフランスからのものですが、フランス語の場合、たとえば、一音節語とは doigt（指）など、二音節語は gâteau（菓子）など、三音節語は chocolat（チョコレート）などです。

デュボワらは、このデータから、言い間違いが単語表出のごく初期の段階、言語学的な表現ですと、第一次分節の段階で生じている、と主張しています（＊4）。第一次分節とは、思考（というカタマリ）が単語やセンテンスに分節・配置される段階を指します。まだ運動化（構音実現）には至らない、心の中でのできごとのことです。

また、アメリカ、テンプル大学のＤ・Ｓ・ペイトら（一九八七年）も、伝導失語症例の言い間違いを検討し、同じようなデータを報告しています。たとえば、彼らはわたしがＨＨさんに試みたように、シラブル数の違う単語を多く用意し、その音読能力を調べましたが、シラブル数が多い単語の音読ほど、間違いが増え、四シラブル単語では正答はまったくなくなっています。こうした結果から、彼らは、障害が単語生成の水準にあることを強く主張しています

この場合は、英語ですから、たとえば **dog** は一音節語、**student** は二音節語、**information** は三音節語です。エラーの核心は単語を生成するための、シラブル群の選択とその系列化の段階にあると考えられます。これもＨＨさんと似ています（＊5）。

これらのフランス語話者および英語話者のデータと日本語話者のＨＨさんのデータは単純には比較できませんが、伝導失語は音節、つまりシラブル群を単語という系列に並べる過程に障害が生じたために起きる症状である、と考えて間違いはないのではないかと思います。

実際の単語表出に際して、われわれは製品としてどこかに格納されている単語記憶を取り出すのではなく、表出の必要が生じるごとに、目標単語の音韻塊心像を活性化し、その音韻塊イメージの輪郭に沿って、その単語の音節心像群を分化し、ついで、これらの音節心像群を系列化して（正しい順序に並べて）、目標とする語を生成する、というきわめてダイ

ナミックな過程を活動させているのです（図6）。

ブローカ失語（第2章）と比べますと、伝導失語では、プロソディの障害はなく、言葉は比較的なめらかに出てきます。センテンス形式の生成にも問題はありません。

またウェルニッケ失語（第3章）とも違って、言葉の聴覚的理解にほとんど障害はありません。

これらをあわせて考えますと、伝導失語は、言語表出過程の中のきわめて限られた段階での障害と考えられます。

つまり、伝導失語の症状というのは、決して「伝導」の障害の表れなどではなく、もっとレベルの高い、もっと複雑な心理過程の障害の表れなのです。

これは、決して新しい考え方ではなく、第1章で引用したゴールドシュタイン（一九四八年）によって、すでに強力に主張されています。彼によると、このタイプの失語症では、言語の分化過程が壊れてしまって、先に進まなくなっているのです。彼自身の難しい表現を用いますと、「分化の後戻り dedifferentiation」が起こっているのです（＊6）。この仮説に基づいて、彼はこの失語に「中枢性失語」という名を与えています。伝導路でなく、中枢処理過程そのものがおかしいのだ、という意味です。わたしもゴールドシュタインの考えに賛意を表して、自分の論文に中枢性失語の名を冠したことがありますが（＊

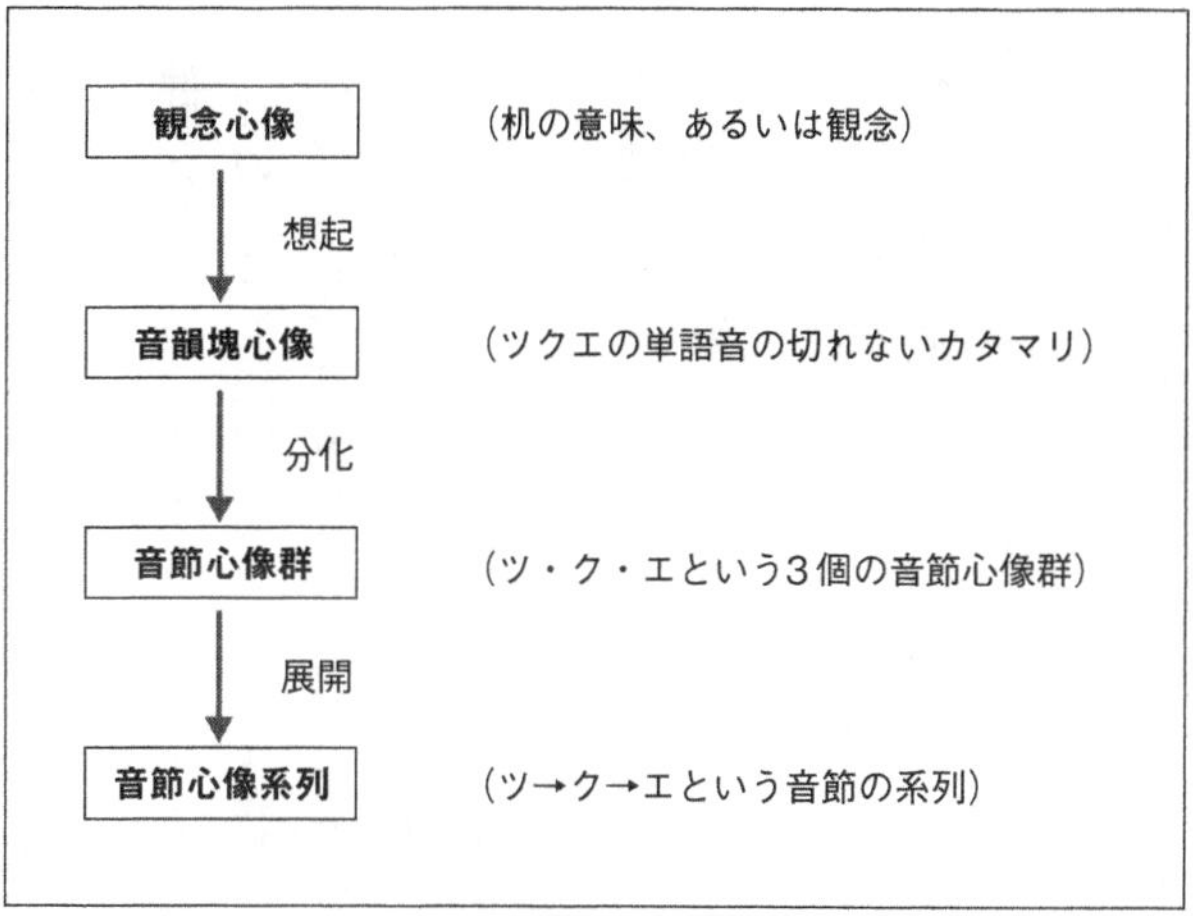

図6．心の中の単語生成の流れ。たとえば、机（ツクエ）という単語を口に出そうとするとき、心の中で生じる動きのことです。まず、机の意味（机の形とか、その機能など：観念心像）が生み出され、ついで、それに相応する音韻塊イメージが想起されます。ついで、この音韻塊心像（ツクエという音イメージが融合した状態にあるもの）を、ツ・ク・エというはっきりした3個の音節心像の集まりに分節します。この段階では、3個の音イメージは同時に生み出されており、順序ははっきりしていません。最後に、この3個の音節群がツ→ク→エの系列に展開されます。

3）、あまり定着しませんでした。結構意味不明な名前なので、いたしかたないところです。

さて、健忘失語（第1章）でも、ブローカ失語（第2章）でも、ウェルニッケ失語（第3章）でも、脳のどこに原因があるのか（責任病巣はどこか）という難しい問題がついてまわりました。ほんの少しだけ触れましたが、本章の伝導失語では、特に責任病巣の同定が困難で、島葉なのか弓状束《きゅうじょうそく》なのか、あるいはもっと別の領域なのか、はっきりしません。わたしはというと、左半球頭頂葉の縁上回《えんじょうかい》（40ページ、図1）から側頭葉上側頭回後方にかかるあたりに疑いの眼を向けています（＊7）。研究は多いのですが、いまだに定説がありません。こんなところにも、心（言葉の障害の発生の仕組み）の問題を脳（病巣部位の同定）の問題に結びつけることの難しさが表れています。

この章では「伝導失語」といわれる失語を話題にしました。

このタイプの失語症では、自分の言いたい単語が頭にあるにもかかわらず、実際に発音してみると、思っていた音（音節）とは違う音が出てきてしまいます。本人はそのことに気づいており、何度も訂正を試みます。しかし、結局うまくゆきません。しかも、この異常は復唱に限らず、自発話でも、呼称でも、音読でも、同じように生じます。さらに、発話に限らず、文字に書き出しても（特に仮名の場合）同じ性質の障害が生じます。

目標語の輪郭（ガイドラインみたいなもの。音韻塊心像）は思い出せるのですが、そこから正しい音節心像群や文字心像群を分離し、かつそれらを次々と正しい順番に並べていく、という心の働きがうまくいかないことが、伝導失語の核心だとわたしは考えています。

言い換えれば、言葉の「伝導」の問題ではなく、「分化」と「展開」の問題なのです。言葉が、心の中でうまく「伝導」されなくなっているのではなく、単語を音へ「分化」し、さらにその音を正しく「展開」することが（並べていくことが）できなくなっているのです。

第5章 脳の右半球と左半球のふしぎ

——空回りする言葉

最後の章では、これまで紹介してきたタイプの言語障害とはやや性質が異なる言語症状を取り上げます。

失語症は大脳の中の、言語機能を担っていると考えられる領域が破壊されるために起こります。このいわゆる言語領域は、多くの人の場合、左大脳半球に存在します。第1章から第4章で取り上げた失語症も、すべて左大脳半球の損傷によって起きたものでした。このように、左大脳半球に言語機能が偏っている場合、その人の右半球は言語機能にはかかわっていない、と一般には考えられています。

しかし、本当にそうでしょうか?

そこで本章では、言語領域が左半球に存在しており、その左半球にはなんら損傷が生じていないにかかわらず、言語障害を生じるケースを紹介します。「失語」は生じないのですが、「言語行動」に異常が生じるのです。

ふたつの症状を紹介しますが、それぞれかなり性質が違いますので、節を分けました。

第1節では、脳の左右が切り離された状態になったときに起きる言語症状を取り上げます。半球離断症候群と呼ばれるものです。なんらかの理由で左右の大脳半球を結ぶ神経連絡路（専門的には「交連線維《こうれんせんい》」と呼びます。いくつかの束にまとまっていますが、その外見から脳梁《のうりよう》、すなわち左右の脳をつなぐ梁《はり》という名前がつけられている神経線維束が代表的です）が破壊されますと、右大脳半球は左大脳半球言語領域から切り離されてしまいます。このときに見られる特殊な言語症状です。

第2節では、左大脳半球に言語領域が存在すると考えられる人が、右大脳半球を損傷したときに生じる言語障害を取り上げます。左半球に言語領域があるわけですから、右半球損傷は言語症状を引き起こさないはずなのですが、そうでもないのです。

このふたつの「非失語性」言語症状をもとに、言葉というものは勝手に活動する（先にも述べたように、わたしは「言葉の自走」と呼んでいます）ことがあるという、興味深い性質について考えます。

1　左右大脳半球を切断したとき何が起こるか

かつてのてんかんの手術

脳が左右に切り離されるというケースは、大きくふたつのグループに分けられます。

第一のグループは、現在はほとんど行われていませんのでかつての例ですが、てんかん（意識消失発作や痙攣《けいれん》発作を繰り返す病気）の治療のために、左右大脳半球をつなぐ交連線維が外科的に切断された場合です。左右の半球は切り離されるものの、大まかには、どちらの半球もほぼ正常に機能します。このような手術によって作り出された離断症候群は、正確には「分離脳症候群 split-brain syndrome」と呼ばれます（＊1）。

左右半球をつなぐ交連線維は、脳梁が最大ですが、ほかにも前交連、後交連、および海馬交連などがありますので、どこまで切断するかで、大脳分離の程度は異なることになります（図7・図8）。

てんかん発作は、脳神経細胞の異常な興奮によって起こります。この異常な興奮は最初、大脳のどこかの領域に始まるのですが、そのうち大脳半球全体に拡大し、さらには交連線維を介して、反対半球にも広がります。こうなると、全脳が異常な電気興奮に支配され、正常な脳機能は全部停止してしまいます。この結果、意識消失や全身痙攣などが起こります。

普通は、薬物治療が有効で、ほとんどの発作は薬物で抑えることができるのですが、まれに薬物に抵抗性の症例があります。このような場合、発作が頻繁に起こるため、通常の日常生活が送れなくなります。それどころか、生命に危険が及ぶことすらあります。こうした治療困難な重篤なてんかん発作を抑えるための、最後の手段として考え出されたのが脳梁切断手術でした。脳梁を切断すると、てんかんの原因である脳細胞の異常な電気的興

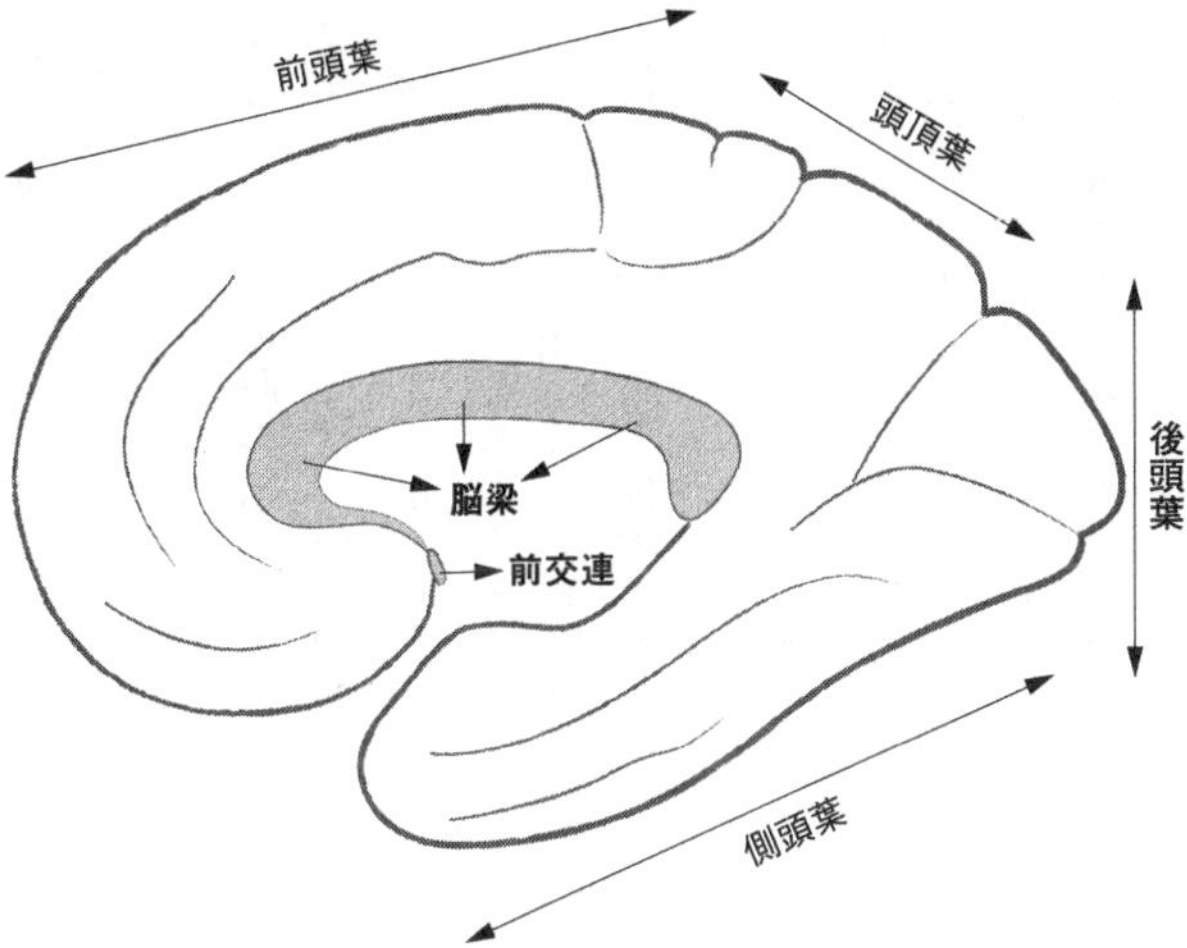

図7．大脳右半球内側面。脳梁と前交連の切断面が見られます。

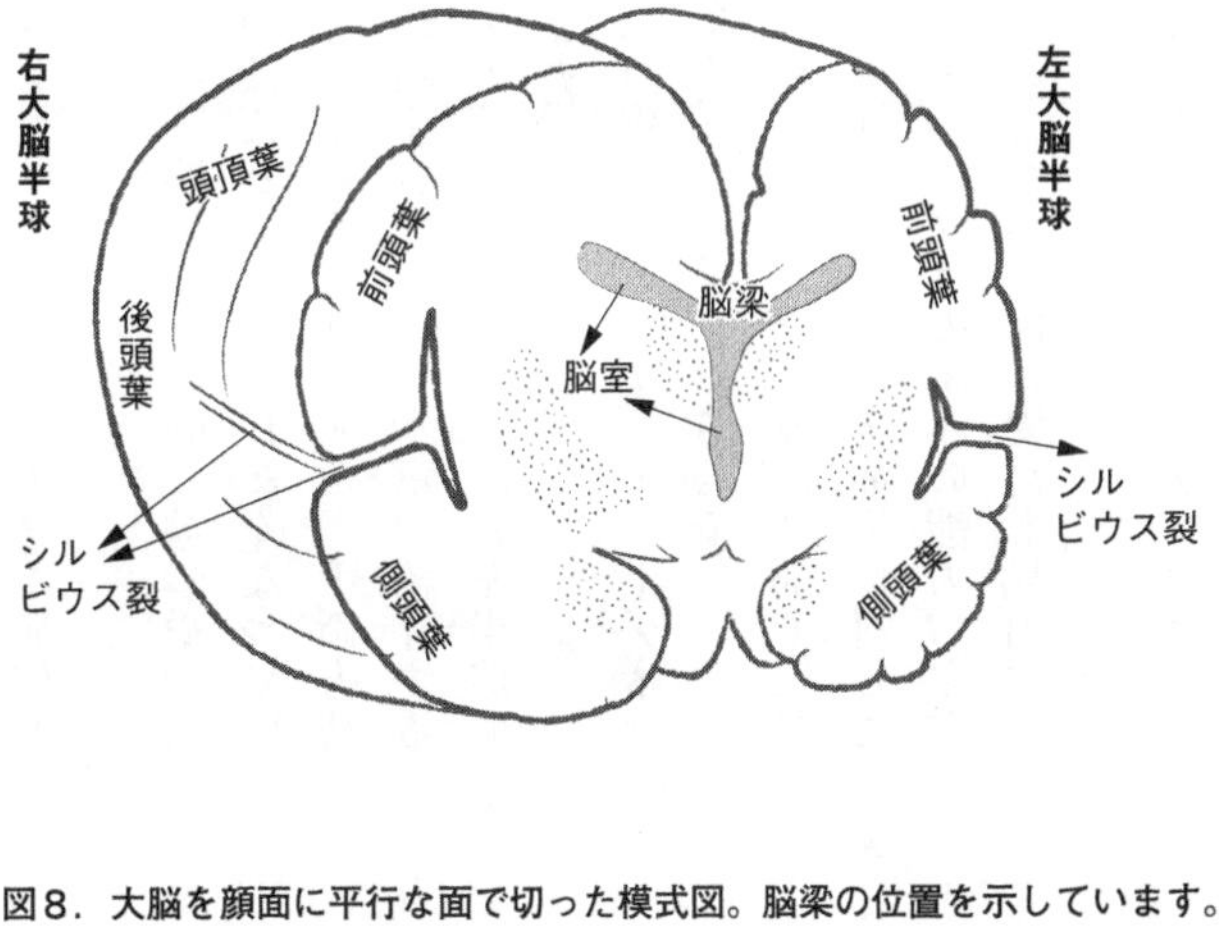

図8．大脳を顔面に平行な面で切った模式図。脳梁の位置を示しています。

奮は、病巣のある半球に広がったとしても、全脳には拡大しなくなるため、大きな発作を抑えることができるのです。

しかし、このような脳梁切断手術による治療は、その後の薬物療法の劇的な進歩や、病巣除去のための脳外科手術の大きな進歩もあって、最近ではほとんど行われなくなっています。米国などでは、最後の選択肢として現在でも実施されているようですが、手術方法が大幅に改善され、前交連など、交連線維のごく一部を切断するだけで、本章で紹介するような広範囲な切断は行わないようです。そのような過去の例ですが、右半球と左半球について、興味深いことが観察されるので、例として考えます。

最初に脳梁切断手術を試みたのは、米国ニューヨーク州のW・P・ファン・ワーゲネンという医師で、一九三九年のことでした（＊2）。わたしがこの世に出てきた年です。

この例では、先端部と後端部を残して脳梁の大部分が切断されました。彼は全部で、二四例の手術を行っています。精神科医のA・J・アケライティスが、この全症例に対して左右視野に提示した文字の読みの能力、左右の手掌上になぞった文字の読みの能力、左右手の書字の能力について詳しく調べ、その結果を報告していますが、何の異常も見出すことはできなかったと結論づけています（＊3）。

一九六〇年代になって、今度は、ロサンゼルスのJ・E・ボーゲンとP・J・フォーゲルらが大脳分離手術を始めました。

この患者たちの心理症状を詳しく調べた心理学者のM・S・ガザニガとR・W・スペリーは、アケライティスと違って、さまざまな異常を見出しています。彼らの最初の論文はWG氏という患者に関するもので、一九六二年に発表されました。WG氏は脳梁に加えて、前交連および海馬交連が切断されていました（＊4）。

細かいことは煩雑すぎるので省略して、結論だけを言いますと、WG氏の右大脳半球にだけ、あるいは左大脳半球にだけ刺激が入るように工夫して認知課題を行うと、それらの課題は、受け取られた半球でだけ解決され、その結果は反対半球へは伝えられなかったというのです。つまり、半球間の連絡線維が切断された状態では、左右の大脳半球は、お互いに認知的に孤立してしまうことを明らかにしたのです。

たとえば、言語半球である左半球は見たものや触ったものを理解し、意識し、かつ名前をつけることができますが、右半球は見たものや触ったものを意識することもなく、名前をつけることもできません。しかし右半球は右半球で、見たものや触ったものを正しく理解することができます（このことはさまざまな方法で証明されています）。ただ、そのことが自覚されないのです。

ところで、ここは重要な点なのですが、このような異常は検査でのみ検出され、本人の行動全体としては、自覚的にも客観的にも、何の異常も認められなかった、と言います。だからこそ、脳梁切断手術が治療手段のひとつとして定着したのでしょう。この点を誤解なさらないようにお願いします。

病気によって左右が切断される場合

第二のグループは、脳疾患によって生じる大脳破壊病巣の一部に、たまたま脳梁が含まれることによって生じる離断性症候群です。さまざまな病態が脳梁を侵します。たとえば、前大脳動脈という動脈の梗塞では前頭葉内側面の軟化と脳梁前方五分の四の軟化が生じます。マルキアファーバ・ビニャミ病（ビタミンの一種サイアミンの欠乏による脳萎縮）という病気では、脳梁に選択的な破壊が見られます。腫瘍や外傷が脳梁を侵すこともあります。このような自然疾患による脳梁破壊は必ず半球にも大きな破壊が及びますので、まったく純粋に健康な半球が分離されるというものではありません。また、脳梁破壊もたいていは部分的で、全域に及ぶことはありません。

ですが、分離脳と同じように、半球間の情報連絡の離断によるとしか解釈できない症状が認められることがあるのです。ゲシュヴィントらは、一九六二年に「脳梁離断症候群」という名で、この症候群を報告しました（＊5）。

奇《く》しくもロサンゼルスとボストンというアメリカ大陸の両端で、同じ年に、それぞれ独立に、しかも違う病態の検討に基づいて、ヒトの脳梁離断症候群が報告されたのです（右にあげたガザニガらの論文にはゲシュヴィントらの報告が言及されていますから、ゲシュヴィントの方が少し早かったようです）。

左手と右手の違い

脳梁離断症状を細かく調べるには、特殊な機器が必要になりますが、一部は普通のベッドサイドの診察で簡単に確認できます。たとえば、右手は正しく字が書けるのに、左手は命令どおりに字を書けません（これを「左手の失書」と言います）。左手で字を書く能力は右半球によって制御されていますが、脳梁損傷で左右の半球が連絡を絶たれるため、右半球が左半球（言語半球）からの書字情報を受け取れなくなるからです。

あるいは、右手は正しく動かせるのに、左手は命令どおりに動かせません（「左手の失《しっ》行《こう》」と言います）。左手を支配する右半球が左半球からの言語命令を受け取れないためです。

さらに、右手は異常がないのに、左手は触ったものの名前を言えなくなります（「左手の触覚性呼称障害」と言います）。左手が触ったものについて、その名前を思い出して言葉にするには言語機能が必要ですが、触ったものについての情報は右半球に届けられるだけで、その先の左半球までは届けられないからです。

たとえば、ゲシュヴィントの患者PJK氏は、左手に持たされた指輪を消しゴムと呼び、時計を風船と呼び、南京錠をマッチと呼び、釘をゴムひもと呼びました。

しかも、いつでも同じ呼びかたをするわけではなく、あるときには、指輪を何かの包みと呼んでいます。あるいは、別のときにはねじまわしをスプーンと呼んだり、ペーパーと呼ぶこともありました（＊5）。

同じことは、第一のグループのような外科的手術で左右の脳を切り離した患者でも報告されています。ガザニガらの患者のひとりは、左手に持たされた鉛筆を、缶切りとかタバコのライターと呼んでいます（＊6）

いずれの症例の場合も、刺激とその呼称の間には何の共通点もなく、むちゃくちゃな反応です。

脳梁損傷が左右半球間の高次神経情報のやりとりを絶つために、左右の手の行為能力に違いが出ることがある、という事実は、実は臨床家の間ではかなり古くから知られていました。たとえば、二〇世紀初頭、ドイツの神経学者H・リープマンとO・マースは、左手に限られた特異な行為障害（左手の失行）について記し、この症状が脳梁破壊によるものであることをはっきりと指摘しています（＊7）。ですから知る人は知っていたのですが、ボストンとカリフォルニアのふたつのグループの詳細な症例研究が、脳梁機能を改めて詳しく見直す大きなきっかけになったのです。

左右を切断された患者に出会って

わたし自身が、初めて脳梁離断症状の存在をこの目で確かめることになったのは、一九七八年一月のことで、ボストンから帰って、すでに五年が経過していました（＊8）。

症例は五三歳の右利き男性（NRさん）で、脳梗塞です。左前大脳動脈の枝で、脳梁を栄養する左傍脳梁動脈が閉塞したため、後端の一部を残して、ほぼ脳梁全体の五分の四くらいが破壊されてしまいました。

NRさんに目隠しをし、その状態で、右手や左手に物品を持ってもらい、その名を言ってもらいます。右手ではたいていのものはたちまち正しく呼称できます。しかし左手はそうはいきません。たとえば、歯ブラシを左手に持ってもらいますと、ハサミとか、エンピツとか、ハリガネとか、いいかげんな答えが返ってきます。ハサミを持ってもらうと、「消しゴムのときに使う歯ブラシ」と言います。何に使うのか尋ねると「カスを取る」と答え、どんな形をしているか尋ねると「まあブラシのような」と答えました。

ところが、手に持っているモノと同じモノを五つの品物の中から手触りだけで選んでもらうと、ちゃんと選び出すことができます。左手はハサミをハサミらしく、持ちさえするのです。

つまり、NRさんは、自分の左手が持っているモノが何であるかがわかっているのに、言葉では言い表すことができないのです。

左手の触覚情報は、反対側の右大脳半球頭頂葉にある体性感覚野へ届けられます。右大脳半球は支配下の左手が何を持っているか、その形や硬さや場合によっては使い方まで理解できるのですが、左言語半球との連絡が切れてしまったため、そのモノの正しい名前を呼び出すことができないのです（図9）。

このいわゆる「左手の触覚性呼称障害」の場合、勝手な名前を発するのは左大脳半球です。左半球には、左手が触っているモノに関する正確な情報が送られてきません。にもかかわらず、左半球は、何を触っているのかわからないとか、知らないとか、言うのではなく、「〇〇である」と断定する呼称行動を起こします。いいかげんなことを言って、平然としています。左半球に、言い間違いをしている、という自覚はないのです。伝導失語の患者（第4章参照）のように、言い間違いに気づいて、それを訂正しようとするような態度はまったく見られません。自分の反応のいい加減さに対して、何のチェック機構も働いて

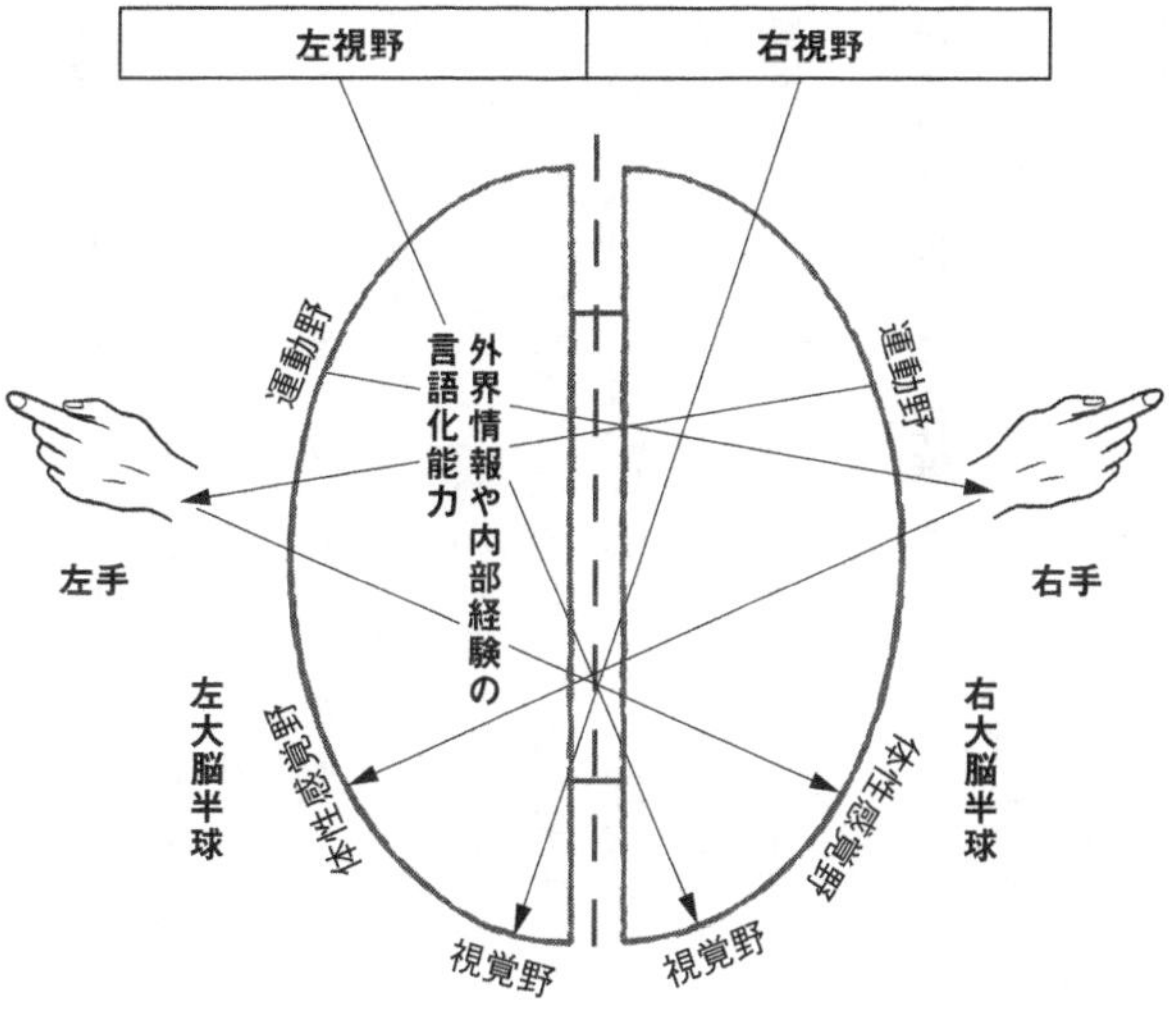

図９．分離脳の言語能力の模式図。左右の眼とも右視野の情報は左後頭葉視覚野に入り、左視野の情報は右後頭葉視覚野に入ります。右手と左手の触覚情報はそれぞれ左脳と右脳の体性感覚野に入ります。左半球運動野と右半球運動野はそれぞれ右手と左手の運動を制御します。その流れを模式的に矢印で示しています。脳梁など交連線維が切断されると（破線で表しています）言語能力は左半球のみが実現可能な能力になってしまいます。

いないのです。

ゲシュヴィントの表現を借りれば、「患者は言語領域との連絡を絶たれた部分の脳活動については、(何が起こっているかを) 自覚できなくなっている」のです。そんな状態で「自分で理解できないことをなんとか説明しようとしている」のです。

左手から正しい情報が送られてこない、という事実を自覚しないまま、こういうことだ、と勝手に口が反応してしまうわけです。このような口から出まかせの話しぶりを彼は「作話」と呼んでいます。「わからない」という自覚がないまま、その自覚のない部分、情報のこない部分を作話で穴埋めしているのです(＊9)。

これらの「離断性」言語反応は、左半球言語領域の自走の表れであって、言語領域自体の障害による失語性反応とは性質が異なっています。失語の場合は言葉が作れなくなりますが、離断性言語反応の場合は言葉を作りすぎるのです。

左半球が言葉を補填して作話する

わたしには外科的分離脳患者の経験はありませんので、文献知識からの受け売りになりますが、分離脳患者の言語行動について、さらに興味深い現象が報告されています。

分離脳患者の具体的症状を最初に記載したのは、先に述べたカリフォルニアのガザニガらですが、彼がカリフォルニアから東海岸のニューヨークに移動してから経験した症例の報告がそれです（＊10）。

ＰＳ君は一五歳。右利き。一〇歳で始まったてんかん発作に対して、さまざまな抗てんかん薬が試されましたが、発作がおさまらないため、外科的治療が選択され、脳梁が全長にわたって切断されました。一九七六年一月のことです。

この術後に見出された変化で、言語に関するものだけを拾い出してみます。

たとえば、ＰＳ君の右視野にさまざまなモノの絵を瞬間的に提示し（左大脳半球だけが見ることになります）、その名前を言ってもらったところ、すべて正しく名前を言うことが（呼称することが）できました。一方、絵を左視野に瞬間提示（今度は右半球だけが見ます）した場合、どの刺激も呼称できませんでした（図9）。

しかし、左手（右半球が支配します）で、呼称できない左視野刺激に対応するモノを複数の絵のなかから指し示してもらいますと、これは難なく行うことができました。また、左視野に瞬間提示したモノの名前を、左手で書き出すことができました。たとえば、コーヒーカップの絵に対して cup と書き、ボールペンに対して pen と書き、鍵に対して key と書くことができました。

つまり、ＰＳ君の場合、口頭言語による表出能力（話す能力）は左半球に限られていますが、文字言語による表出能力（書く能力）は右半球にもある程度存在していることがわかります。このモノの名前を書き出す能力は、分離脳患者でも、ごく少数の例でしか確認されていません（話が面倒なのですが、正確を期すためにもう少しだけ付け加えますと、左視野に入れたモノの絵の名前を、左視野に入れた複数の名前［文字］から選び出すことが可能なことは、ＰＳ君以前の症例でも報告されています）。

さらにＰＳ君は、ガザニガらがそれまで経験しなかった能力を示しました。動詞の理解能力です。すなわち、ＰＳ君の左視野に動詞（文字）「smile（笑う）」を瞬間提示します（右半球だけが見ることになります）。ＰＳ君は笑ってみせました。同じく左視野に「rub（こする）」をフラッシュしました。ＰＳ君は左手で後頭部をこすりました。

では、このような自分の行動を左半球（言語半球）はどう見ているのでしょうか？なぜ笑ったのかと聞かれて、ＰＳ君は「あなたたちは本当におかしな人たちですね」と答え、なぜ後頭部をこすったのかと聞かれて、「かゆいんですよ」と答えたそうです。左半球は、右半球でどういう認知的処理が進行したかをまったく自覚しないいまま、出てきた結果（運動）だけを手がかりに、言語的な説明を行ったのだ、と考えられます。

ガザニガらはPS君に対し、さらに複雑な実験をしています（＊11）。

左右視野へ「同時に」違う絵をフラッシュしてみたのです。たとえば、PS君の左視野に「雪景色」をフラッシュ、同時に右視野には「鶏の爪（鉤爪）」をフラッシュしました。これに対し、彼の左手は提示された四つの選択肢（草刈機、ほうき、シャベル、つるはし）から正しくシャベルの絵を選びました。右手は同じく四つの選択肢（鶏の頭部、かなづち、トースター、梨）から正しく鶏の絵を選びました。左右の半球は同時に提示された別々の刺激を、同時に正しく認知して、別々の正しい反応を示したのです。

ガザニガはなぜ左手はシャベルを選んだのか、その理由を尋ねています。それに対するPS君の答えは、「鉤爪を見たのでニワトリを選びました。それに、ニワトリ小屋の掃除にはシャベルが要ります」というものでした。

つまり、PS君は、自分で理由のわからない行動（右半球の出力）を理由のわかっている行動（左半球の経験）に結びつけて説明したのだと考えられます。認知し、意識した事実（鉤爪をニワトリに結び付けた認知過程）に、認知はしたが、意識しなかった事実（雪をシャベルに結び付けた認知過程）のうち、意識できた結果（シャベルの選択という行動）だけを、言葉だけでつないでいるのです。この場合、認知はしたが、意識できない経験（右半球の認知部分）について、「なぜシャベルを選んだのかわからない」などというあいまいで自信のない返答（言語活動）をしていないことに注目してください。左半球言語活動は「鉤爪→ニワトリ」と「シャベル」という奇妙な組み合わせをそのまま言葉でつないでしまう、自分の言語的説明の整合性のなさに気づかないのです。

このことは、ガザニガによれば「言語システムが産生された行動の原因を説明している」ことになりますし、ゲシュヴィントによれば「言語システムが作話している」ことになります。

結局、離断性呼称障害では、それが自然疾患によるものであれ、外科切断によるものであれ、あるいは、触覚性呼称であれ、視覚性呼称であれ、あるいは、単純な呼称であれ、複雑な説明であれ、情報のない部分を言語が「勝手に」補塡してしまう場合があるということです。

2　右半球を損傷しても言葉の障害は起こる

話が止まらない

このように離断脳の研究も、これまでの失語症の研究も、一致して言語をつかさどるのはもっぱら左半球であることを教えています。では、通常の（変な言い方でごめんなさい。離断でなく、という意味です）右半球損傷では、言語能力に変化は起こらないのでしょうか？

いいや、そんなことはありません。実際にはいろいろな言語障害が生じます。

一九八四年、浜松医療センター脳外科（当時）の金子満雄医師らは、日本脳卒中学会総会で、脳出血手術例一〇〇例の長期予後についてのアンケート調査の結果を報告しました。その中に入院中の症状についてのまとめがあり、右半球出血五〇例のうち、二八例で意欲欠如が認められ、二三例が饒舌《じょうぜつ》・多弁であり、一三例で愁訴《しゅうそ》が多く、六例に独語が観察された、という興味深い数値が示されています。金子らは、このおしゃべり傾向を「意欲欠如・饒舌症候群」とまとめました（＊12）。

わたしはこの頃、姫路循環器病センター神経内科に勤務しており、右半球損傷の急性期患者を多数診ていましたが、家族から、病人がよくしゃべるようになったとか、おしゃべりが止まらない、などという訴えを聞くことがよくありました。金子らの報告の通りです。彼らの報告は脳出血症例に限られていますが、脳梗塞でもそうなのです。当然のことながら、失語症患者（左半球損傷）の家族からこのような訴えを聞くことはありません。この状態をわたしたちは「ハイパーラリア（hyperlalia 多弁症）」と呼ぶことにしました。英語で論文を発表するに際して考えた名前です（＊13）。

ハイパーラリアは、失語症のようなはっきりした言語能力の欠損ではなく、言語行動の微妙な変化にすぎませんから、どういう状態なのかを客観的に伝えるのはなかなか難しいのですが、わたしがまとめた一一例に共通する特徴は次のようなものでした。

①まず、精神状態に共通性が見られます。意識はしっかりしているのですが、まわりにも、自分の病態にも無感動かつ無関心です。表情もあまり動きません。

②このように、こっちは関係ないよという雰囲気で、自発的にもあまりしゃべらないのですが、話しかけるとごく普通に答えてくれます。それどころか、こちらがうんうんとか、ああそうとか、それで、とか相槌を打っていますと、いくらでも話が続きます。延々と話し続けるので打ち切るのが難しいくらいです。

③話の内容はまとまりがありません。話題がそれやすく、ほとんどの場合、最初とはまったく違う内容になってしまいます。センテンスレベルでは言語的にも意味的にも完全なのですが、会話を通しての内容はとりとめがありません。しかも誘導されやすく、わたしが、少しずれたことを聞くと、そのまま乗ってきます。こんな場合は、話題が現実をはずれ、作話的になります。

④声は低く、単調で、独り言を言っているのかな、という印象を持つくらいですが、相手に合わせて発話しており、会話の形式は崩れません。

⑤看護日誌を見てみますと、夜間多弁、という記録が頻繁に残されています。昼間はあまりないことですが、夜はひとりしゃべりをするようです。看護日誌に「夜間多弁」の記録がなかったのは、この一一人の中ではたったひとりだけでした。

⑥たいていの場合ハイパーラリアは発症後しばらくすると消失しますが、持続することもあります。具体的には、一一例のうち五例では脳卒中発症後二ヵ月で消失しました。後の六例は退院しましたので、いつまで続いたかはっきりしませんが、退院時点ではなお多弁傾向を認めました。その後、通院でフォローしていた方の中には、多弁傾向がずっと持続しているという家族の報告もありましたから、この傾向が慢性化する場合もあると思われます。

この一一例の原因疾患ですが、一〇例が脳梗塞で、一例が脳出血でした。脳のCTスキャンで確認できた病巣は症例によってかなりバラバラですが、全例で中大脳動脈の灌流域内で、シルビウス裂の周辺、つまり左半球だと言語領域とみなされている部位に対応する領域にありました（以後、「言語対応領域」と呼ぶことにします）。全例右手利きです。失語症は生じていませんので、この人たちの言語領域はすべて左大脳半球にあるものと推定されます。

なぜ多弁になるのか

ハイパーラリアのような、言ってみれば不安定でつかみにくい症状は、失語症のような確実な症状に比べ、定義が難しく、「診断」といった医学的手順にはそぐわないところもあるのですが、確実な症状に劣らず重要なものです。

わたしの経験した急性期から亜急性期のハイパーラリアに限って言いますと、その診断のポイントは誘導性に発現すること、および、内容が散漫なことです。それと、ある時期を過ぎると、すべての例ではありませんが、この現象が消失してしまうという事実も重要です。病態が落ち着くと症状が消えるわけですから、明らかに病的な状態だったことになります。

ハイパーラリアは軽い意識障害、すなわち、軽い思考混乱状態の表現と見ることもできます。ただ、ハイパーラリアに見られる会話内容のとりとめのなさは会話時に限ったもので、患者の自発的行動にとりとめのなさが見られるわけではありません。言語行動という側面に限れば、発話亢進《こうしん》状態と捕えることができます。行動全体は無関心・無感動でどちらかと言えば発動性低下状態なのに、話しかけられれば、いつまでも話し続けるわけです。

つまり、この発話亢進状態は行動全体の発動性亢進の一部（躁病《そうびょう》の多弁などがそうです）ではなく、言語行動だけの活動亢進です。しかも、話しかけたり、相槌を打ったりするなどの軽い誘導（刺激）が必要です。自発的に活動亢進が生じているわけではありません。話の内容が無秩序なのは、誘導に合わせて、ただ話し続けることの結果だと考えられます。伝えるべき思いを言語化しているというより、会話行動に思いが追いつかない状態です。言語機能が自走している状態ではないかと考えられます。

自分の運動麻痺を言葉でごまかす

文献的には、右半球損傷で会話量が増える、という症状に注目した論文は見当たりませんが、右半球損傷で見られる奇妙な言語行動についての記載がないわけではありません。中には、ハイパーラリアがからんでいると思われるものもあります。

たとえば、右半球損傷は左半身麻痺を惹き起こすことがありますが、当の本人がこの麻痺に気づかないことがあります。専門的には「左片麻痺無認知」と呼ばれる状態ですが、このときの自分の左麻痺に対する言語行動が実に奇妙なのです。あまり奇妙なので、この言語性異常を重視して、「言語性疾病無認知」と呼ぶよう提唱している研究者がいるくらいです(*14)。

急性期から亜急性期にしか見られないのですが、自分の左手や左足が麻痺して動かなくなってしまっているのに、そのことをさまざまな言語表現で否定します。否定しきれない場合は、荒唐無稽《こうとうむけい》な理由づけをすることもあります。このような自己自身の左半身麻痺に対する自覚の欠損(無認知)は、自覚の欠如ですから当然ですが、自分から訴えることは決してありません。検査者の問いかけに応じた答えとしてしか引き出せないため、「言語性」無認知と呼ぶのです。

その具体例を次にあげてみます(*15)。

SNさんは、四五歳男性。右利き。右大脳半球深部の出血によって左半身麻痺が生じました。以下のやりとりは発症して四九日目のものです。この時期になっても、本人は左手足の麻痺に気がつかないだけでなく、今ある左手のほかにもう一本手がある、などと奇妙なことを言います。

——新しい手はどうなった？（山鳥、以下同じ）

「ゆうべもあったんや」

——いまは消えたの？

「手が消えたりせえへん。ゆうべはずーっとあったもの」

——手は何本？

「いまは三本」

——普通は？

「二本」

——なんで三本？

「血管が切れて出てきたんとちがうかしらん」

——いま三本ある？

「昨日はあったんやけど、今日は消えたんかもしれんけど」

——両手挙げて。

「うん」

――左手も。

「左手も挙がっとるやろ」

――左手で（わたしの手を）摑《つか》んでみて。

「摑めません」

――（本人の動かない左手を右手で持ってもらう）これは？

「これが新しい手やろ」

――どれ？

「これ前のやつや。今あったんやけどな」

――これは古い手？

「うん」

――新しい手はどこ？

「…………」

――左手挙げて。

「（左手に向かって）おい、挙がれ」

――挙がった？

「いや、挙がらん」

——新しい手は？

「全然、かいもく」

——新しい手があったりせんやろ。

「手を拾うてきたんや」

——どこに落ちてたの？

「葬式に行っとってな、うちの隣保の。ほんで、片づけよう思うたら、ようけ出てきたんや」

——手が出てきた？　どこから？

「はたけ、はたけから」

——えっ？

「わし、手が動かへんいうとったやろ。それで、おば（母）がお経ごっつあげたんや。動くようにさしたってくれ、いうて。ほしたら………」

——ほしたら畑から手が出てきた？

「わしが拾うて持っていんだ（帰った）わけや」

会話はなお続きますが、わたしの誘導に乗って、さまざまな返事が返ってきます。問答の中核には、左手足の麻痺に気がつかない、という事実があるわけですが、その気がつかない部分を聞かれたときに限って、言葉で行き当たりばったり穴埋めしているような感じです。では、左麻痺にまったく気づかないのかというとそうでもなく、気がついている様子もうかがえます。新しい手、などという説明は、左手が動かないという現実を心が納得していないことの表現だと思われます。自覚的には左手は動くという感覚があり、この内的経験を言語化しようとしているのです。

この例も内容はともかく、会話量の誘導性増加、という客観的事実だけに絞れば、まさにハイパーラリアです。

言葉が病気を避ける？

周囲のモノに対しても、右半球損傷患者は奇妙な言語反応をすることがあります。

アメリカ、ワシントンの医師E・A・ワインシュタインは、一〇例の右半球損傷患者の、モノを見てその名前を言う呼称課題に対する反応を検討し、右半球損傷者でも呼称障害が見られる場合があること、しかもその呼称障害の多くは（正確に引用しますと、四三個の呼称間違いのうち二七個）、なんらかの意味で自分の病気と関係した対象に対して起こった、というふしぎな事実を報告しています（＊16）。この論文には、患者に尋ねた具体的なモノの名前は記載されていませんが、別の論文によると、病気あるいは病院関連の対象とは、たとえば、車椅子とか注射器などです。

なぜそんなことが起こるかというと、右半球損傷者は自己の病気の状態や周囲の状況を正しく把握することができなくなっており、その結果、自分の障害に関係する対象物をひとつの言語的カテゴリーにまとめることができなくなるからだというのです。ワインシュタインは、このような自己の病気にかかわる対象に限定した呼称障害をまとめて、「非失語性呼称障害」と呼んでいます。

どんな病態もそうですが、特に神経心理学的な症状は実際に経験しないとなかなか信用できるものではありません。「こんなふしぎな、自分の病気にかかわる対象にだけ限局した呼称障害なんてありうるのかしらん、かつがれているんじゃないの？」と、お思いになる方もあるかもしれません。わたしも、実際に経験するまではそうでした。

でも、あるのです。われわれの経験したのはたった一例ですが、まさにワインシュタインの観察と同じでした（担当したのは森悦朗医師［現在、東北大学教授］です）。

NMさんは六五歳の男性。右利き。右大脳半球深部の出血で左手足の麻痺が生じました。

発症時から、見当識《けんとうしき》の障害（今がいつで、ここがどこか、わからない状態）や左片麻痺の無認知が見られ、言葉にも、奇妙な言い間違いが見られました。徐々に改善し、三ヵ月目には、言語理解、復唱、発語とも、ほぼ正常と考えられるようになりましたが、入院場所や、病院関係職員や、医療器具などについては、わけのわからない返答を繰り返します。

——ここはどこですか？（森、以下同じ）

「〇〇町の教育委員会の建設常任委員会です（本人は〇〇町の元町会議員）」

——この人（看護師）は誰ですか？

「〇〇町で言えば、常任委員です」

——この人（妻）は？

「わたしの妻です」

——この人（娘）は？

「長女です」

——これ（巻尺）は何？

「オイル。ちょっとわかりませんね。ペーパーを切ることもできます」

——測るものでは？

「それにも使います。ペーパーカッターです」

——これ（血圧計）は何？

「ペーパーカッターです。ペーパーを手入れするのに使います」

——これ（聴診器）は？

「オイルコーナー。オイルを計算して」

——誰が使うのですか？

「キラーです」

——医者が使うのでは？

「医者も使いますが、むやみには使わないと思います」

——これ（注射器）は？

「わかりませんね。このごろ、時折見かけますが、オイルカッターに使うんじゃないかと思います」

——これ（ピンセット）は？

「ピンセットです」

——これ（体温計）は？

「オイルシーターではないかと思います。スケールではないですか。温度計とかなんとか言いましたね」

——これ（ガーゼ）は？

「単に布切れとも言います」

これはまさにワインシュタインの言う非失語性呼称障害です。左半身麻痺のため入院中で、治療を受けているという現実にかかわる事象についてのみの、ふしぎな言語行動です（＊17）。

一方で、なんとなく言語性疾病無認知にも似ています。呼称障害の対象が自分の周囲のモノなど外在物であるという点を除けば、会話量の誘導性増加、気楽な話し方など、ハイパーラリア的でもあります。

言語性心像

ハイパーラリア、言語性疾病無認知、それに非失語性呼称障害はいずれも、右手利きで、左半球に言語機能が偏っている人の、右半球損傷、それもだいたいはかなり大きな右半球損傷で見られる症状です。いずれの場合も言葉は努力なしに口をつきます。口から出た言葉がありえない内容であっても、そのことに気づくこともありません。言葉だけが空回りをするのです。

さらに、これらの右半球損傷性言語行動の異常と離断性呼称障害にも明らかな共通項があります。後者の場合は、言葉の量こそ多くありませんが、やはり言葉が空回りしています。

ゲシュヴィントが自然疾患による脳梁損傷症例に基づき、あるいはガザニガやスペリーが外科的な分離脳手術例に基づいて、あざやかに示しているように、左半球から切り離された右半球はかなり高度の認知活動を自律的に営むことができますが、この認知活動を本人が意識することはありません。意識するのは左半球が営む認知活動だけです。

わたしのささやかな脳梁損傷例の経験でも、左手は触ったモノを認知し、そのモノを正しく扱うことができますが、何を触っているかを意識していませんでした。ガザニガの症例PS君の右半球はボールペンを見て、penと書くことさえできますが、この認知過程を意識できません。意識に上るのは、左視野へのボールペンの絵の瞬間提示に対し、何かがピカッと光ったという経験だけです。

こうした事実は、認知（ここでは、この言葉を「入力情報の高次処理」という広い意味に用います）と言語と意識という三種の心理過程は決して三位《さんみ》一体《いったい》ではなく、それぞれ分離しうるものだということを示しています。ある程度の認知過程は本人に意識されることなく進行しうるのです。一方、言語は、言語と言っても音声言語に限りますが、意識したものしか表現できず、意識しないものを言語的に表現することは不可能なようです。

では、音声言語機能と意識活動が同じ左半球に偏るのはなぜなのでしょうか？

これは、わたしの個人的な考えですが、左半球の認知活動にも右半球の認知活動にも、もともと意識は及んでいるはずなのですが、言語が発達・成熟してくると、言語活動にかかわる心の働き、つまり左半球由来の言語性心像が意識野の大きな部分を占めるようになり、言語活動に参加していない右半球の認知活動は意識野から押しのけられていったのではないでしょうか。あるいは、言語性心像群が意識の大部分を「吸い取って」しまったのかもしれません。

心は自分の心に起こっているいろいろなことに気づきます（意識します）。その「気づき」の対象は、自分の脳が作り出すイメージ、すなわち心像です。そしてその心像の大部分は知覚性心像、あるいは記憶性心像です。あるいはこれらの入り混じったものです。

言葉はこれらの心像に名前をつけ、言語性心像を作ります。言語性心像はカタチが安定しているため、気づきの対象としては、もっとも意識しやすいものです。ヒトは、成長につれ音声言語を発達させ、言葉を自由自在に操れるようになってゆきます。言い換えますと、言語性心像をどんどん増やしてゆきます。言語性心像が増えるにつれて、心が生成する心像群は言葉に吸い取られてしまうのです。その結果、言語半球が意識を独占するようになってしまったのではないでしょうか。

もちろんこれは離断脳の場合で、通常の脳では左右半球に意識の差があるわけではありません。当然右半球性認知過程にも意識はいきわたっています。その右半球は、言語機能に劣るとして、いったいどんな機能を持っているのでしょうか？　右半球損傷として知られている症状をざっとご紹介しますと、急性期では軽い意識の障害、慢性期では、すでに述べた左片麻痺無認知のほか、自分のさまざまな能力低下に対する洞察能力の低下、自分の左側の視野に対する注意の欠損、複雑な形態の視覚性認知の障害、立方体の描画のような構成能力の障害、時間や場所についての見当識の障害、などが代表的です。

われわれは、空間感覚や自己身体図式（第1章参照）などを一種の座標軸にして、意識を働かせています。われわれの思考の糧《かて》は、知覚心像や言語心像など、心が作り出し、かつ貯め込んでいる大量の心像です。これらの心像群を整理し、かつ自由に操作するためには、意識の座標軸にしっかりしていてもらう必要があります。右半球損傷が惹き起こすさまざまな障害は、この意識の座標軸が崩れてしまったことを表しているのではないか、というのがわたしの考えです（*18）。

もし、右半球損傷の結果、意識の座標軸が不安定な状態になったとすれば、自分の経験のいくつかは心像化できなくなる（心にイメージを作れなくなる）可能性があります。心像化できなければ、その経験は意識化できず、意識化できなければ、言語化もできなくなります。しかし、道具としての言語活動能力は左半球に偏っていて、自由に活動できます。右半球損傷によって意識に穴が開いた部分を、無傷の左言語半球が事情がよくわからないまま、勝手に言葉で埋めている状態が、右半球損傷性言語行動の本態なのです。

研究者たちはどう考えてきたか

ところで、これまで研究者たちは、右半球損傷性言語行動の特徴をどうとらえてきたのでしょうか？

右半球の言語表出能力について、たとえば、先に述べたワインシュタインは、左半球は指示的、言及的で、右半球は経験的であると言っています。つまり、左は対象を正確に表現し、右は自己をあいまいに表現する、ということです。

あるいは、わたしがボストン時代、一緒に論文を書いたこともあるH・ガードナーは、左半球性言語は文字通りに表現し、右半球性言語は比喩的に表現すると言っています（＊19）。さらに彼のグループのH・H・ブラウネルは、左半球性言語は外延的で、右半球性言語は内包的だと踏み込んでいます。外延・内包というのは論理学用語で、前者は言葉そのものの意味、後者は言外の意味を指します。自己の経験の言葉にできない部分を象徴的なかたちで言葉にしようとするのが、右半球だということです。

カナダ、モントリオールのY・ジョアネットらは、右半球損傷による言語障害を総括して、右半球損傷は言語的コミュニケーション能力にかなりの障害を生じるとし、それも、要素的言語能力ではなく、具体的な状況の中での言語使用能力に障害を生じるとしています。言語学の用語を借用すれば、言語のプラグマティクス、平たく言えば、言語の実地応用に問題を生じるというのです(＊20)。

右半球性言語症状の特徴として提唱されてきた、言語概念の内包的機能の障害とか、比喩的表現能力の低下とか、言語による象徴的表現能力の低下とか、言語の運用能力の低下などという考え方は、現象の説明としては、すべて正しいのですが、少々言語学に振りまわされすぎた考え方のように思われます。

生物学的に言うならば、右半球損傷に見られる数々のふしぎな言語行動は、右半球損傷が惹き起こす意識の枠組み（座標軸）の欠損を、自動化して勝手に活動し始めた左半球性言語過程が、その欠損を意識できないまま、手持ちの言葉でいい加減に穴埋めしている状態なのです。そのために事実と作話が入り混じったわけのわからない言葉が生み出されてしまう――。わたしは、このように説明できるのではないかと考えています。

本章では、右半球と左半球の関係について考えるヒントを与えてくれた、ふたつの言語行動異常を取り上げました。

一般に言語機能は左半球の機能とされ、右半球は言語機能とは関係ないものと考えられていますが、決してそんなことはなく、右半球と言語機能にも深い関係があります。

左半球に言語機能が偏っているため、もし左右の半球が切り離されますと、右半球の心理活動は言語に写し取られにくくなり、言語は右半球の心理状態を知らないまま、知ったかぶりで右半球のことを語るようになります。

その傾向を強めるのが右半球損傷で、右半球が作り上げる意識の枠組みを失った左半球性言語機能は、自動化してしまい、自分の心の動きを正しく反映しないままで、走り始めます。

左半球損傷が言葉を失わせるのに対して、右半球損傷は言葉を作りすぎるようになるのです。

エピローグ　言葉と心の関係を考えてきて

本書では、五種類の言語障害を取り上げました。名詞の想起障害や意味の理解の障害（第1章）、話すことの障害（第2章）、会話の理解の障害（第3章）、単語の分化と展開の障害（第4章）、および右半球損傷や脳梁離断のケースに見られる発話障害（第5章）です。

これらの症状は、すべて右手利きで左半球優位に言語機能が組織されている人たちに生じたもので、第4章までは右利き左半球言語優位タイプの人の左半球損傷、第5章は同じく右利き左半球言語優位タイプの人の脳梁損傷あるいは右半球損傷が惹き起こす言語症状の話でした。

失語症研究の歴史はすでに一五〇年を超え、この間積み上げられてきた研究は膨大な量になります。しかも、これらの研究はさまざまな方法論に基づいて展開されているため、すべての主張を解説するのは困難です。

ですから、本書ではこうした多様な研究結果を列挙して紹介することは止めにして、わたしの経験だけをもとに解説を進めました。当然、考え方も偏っていますが、その分より深く掘り下げることができたのではないか、と思っています。

失語症理解の難しさ

失語症は脳損傷によって生じます。この脳損傷の部位や性質を確かめるための診断技術は、わたしが医者になった一九六〇年代後半から現在（二〇一〇年）まで、わずかの期間で、目をみはる進歩を遂げ、なお進歩しつづけています。

わたしが医者になりたての頃は、若い読者には想像できないかもしれませんが、脳の病変部位を調べる手段は単純X線写真（頭蓋骨の状態か、脳内の骨化したところしかわからない）か、気脳写（脳室に空気を注入して、空気の分布をX線写真にとる）か、血管写（頸動脈か椎骨動脈に造影剤を注入して血管のパターンをX線写真にとる）くらいしかありませんでした。気脳写や血管写は患者に相当な負担をかけるにもかかわらず、あいまいなデータしか得ることができないので、じれったい思いをしたものです。

ところがいまでは、どの神経線維束が壊されたのかさえ推定できるくらいにまで、画像化技術は進歩しています。

しかし、一方で、脳損傷が生み出す、いわゆる高次脳機能障害（本書では、そのうち、言語症状だけをテーマにしました）を確かめる手段は、昔のままです。

すなわち、治療者が患者と一対一で、会話をしたり、何かの課題をやってもらったりして、ひとつひとつ見つけ出していくしか手はありません。脳は画像化できても、心は画像化できないからです。脳の血流変化は見ようとすれば見えますが、心の変化を「見る」ことはできません。

原理的には「見えない」心の変化を「見る」ためのひとつの手段は、本人の認知能力の変化を発見することです。たとえば、一定のテスト・バッテリーを使って、その成績を調べます。

ところが、数値データ（テスト成績のスコアなど）は、それが具体的な数字であるばかりにわれわれをたぶらかします。

たとえば、健常者の成績の標準値を一〇〇として設計されたテスト・バッテリーを使って検査をし、被検者の成績が五〇と出た場合、われわれはこの人の認知能力が低下していると判断します。しかし「能力の低下」とはいったい何なのでしょうか？　能力が平均一〇〇の人に比べ、あるいは病前一〇〇だったと推定されている状態に比べ、半分に落ちているということがわかったとしても、何が起こってそうなったのか、という能力低下の「原因」については、数字は何も語ってくれません。失語症の人に失語症評価テストをして、この人に失語症がある、と判断できたとしても、その人の心の中で何が起こっているのか、その人の言語能力発現のどの段階で何が起こっているのかを数字が教えてくれることはないのです。

ある意味で、失語症発症の心理メカニズム（見えない過程）についての理解は、一五〇年前のブローカによるタンタンしか話せなかったルボルニュ氏の症例の臨床研究発表以降、まったく進んでいないとさえ言えるかもしれません。あの失語症研究の黎明《れいめい》期に提起された問題（なぜしゃべれなくなったのか、なぜ理解できなくなったのか）は、依然として解決されないまま残っています。

本書では、こうした失語症研究の初期に提起された問題点やそれに対する説明を、できるだけ取り入れて症状を考えてきました。心理過程のような、主観的現象が主役を占める複雑な問題の理解には、ある種の洞察力が要請されます。先人の洞察のいくつかは、いまもなお新鮮です。心理現象の考え方に限っては、研究が発表された時期が古いとか新しいとかはあまり意味がありません。古くても、本質を洞察していまもなお新鮮な考え方もあれば、新しくてもどこへも導いてくれない考え方もあるのです。

個体発生は系統発生を繰り返す

ところで、そもそも人類はいつの頃、どのようにして言葉を手に入れたのでしょうか？

考古学者たちは、アウストラロピテクス・アファレンシス（有名なルーシーの化石はほぼ三二〇万年前）だとか、最近大きく報道されたアルディピテクス・ラミダス（四四〇万年前）だとか、われわれの祖先らしき動物（原人）化石の時代的変化を細かくたどることで、現生人類（ホモ・サピエンス）の遠い起源を明らかにしつつあります。一方で、多数の現代人のDNA解析による同一遺伝子の変異の多少から、現世人類の誕生がアフリカ、それもいまからせいぜい二〇万年前くらいのごく最近のできごとであることもわかってきています。しかし、わかるのは骨の形態変化であり、遺伝子配列の変化であって、言葉の変化ではありません。言葉は心理現象であり、化石を触っても、遺伝子を調べても、そこに姿を現すことはないのです。

ですが、心も個体に発現する現象である以上、個体の形態や機能と同じく、進化の道を歩んできたはずです。ダーウィンの進化論によれば、現代地球上に生息しているすべての種は、いまこの時点で、それぞれの種の進化の頂点に立っていることになりますが、時代をさかのぼれば、どこかの時点で祖先を共有していたはずです。哺乳類が出現するのは中生代の初めで、約二億三千万年前だそうです。その頃は爬虫類がはびこり、恐竜が地上を闊歩《かっぽ》していました。ということはこれより以前、つまり古生代の終わり頃には、爬虫類と哺乳類の共通の祖先がいたことになります。哺乳類でも、いまのイヌやネコのように胎盤を持つ哺乳類（真獣）が出現するのは、新生代に入る頃（七〇〇〇万年前）だそうですから、それより以前には、真獣類と胎盤を持たない哺乳類（有袋類《ゆうたい》）には共通の祖先がいたはずです。

つまり、ヒトやサルやチンパンジーのような霊長類の祖先も、二億三千万年前までさかのぼれば、カモノハシやカンガルーの祖先と同じ祖先にいきつくことになります。同じ生き物が長い年月をかけて、大きく違う特性を持つ種に分化してきたのです。このような進化の流れを「系統発生」と呼びます。

同じ祖先から発生してきているのですから、心のように過去に痕跡を残さない現象も、当然系統発生の道をたどって、さまざまな心に（つまりサルはサルの、ヒトはヒトの心に）進化してきたはずです。すでにダーウィンは、動物と人間の情動表出に共通性を見ています。彼によれば、イヌの怒りとヒトの怒りには共通性があり、イヌの恐怖とヒトの恐怖にも共通性があります。イヌとヒトだと、祖先を同じくしていたのは、おそらく七〇〇〇万年も前ですから、その間にはずいぶんの変化が起こってもよいはずですが、いま比べても、ふたつの種の情動には、かなりはっきりした共通性があるのです。

心の進化と個体発生

心の進化を探るのに、化石も遺伝子も使えないのはいま述べた通りですが、ひとつ、大きな手がかりがあります。

それは、「個体発生」という現象です。

われわれのからだはおおよそ六〇兆の体細胞から成る複雑な有機体ですが、始まりはなんとたったひとつの受精卵です。ほぼ一〇ヵ月をかけて、ひとつの細胞から六〇兆の細胞を擁するひとつの個体に変わっていくのです。これなら、外界で暮らしても死なないだろう、という状態になって初めて母体の外へ送り出されます。このような個体誕生の全経過を個体発生と呼びます。驚くべきことに、この個体の発生過程は、系統発生の歴史をなぞっているのだそうです。エルンスト・ヘッケル（一八三四〜一九一九）というドイツの発生学者はこのことを「個体発生は系統発生を短時間に急速に繰り返す」と法則化しています。

解剖学者三木成夫《しげお》によれば、受精卵の母体への着床後、三〇日目からわずか一週間で、一億年を費やしたヒトの系統発生の歴史が繰り返されるといいます。もっと具体的には、三二日目の胎児には、デボン紀に生息した古代魚類「サメ」の相貌が認められ、三六日目の胎児には、古代爬虫類「ハッテリア」の相貌が認められ、三八日目の胎児には、古代哺乳類「毛もの」の相貌が認められ、四〇日目になって初めて、ヒトの相貌に近づいてくるのだそうです。そして、七〇日目になって初めて、人間の赤ん坊の面影が読み取れるようになります（＊1）。

このように個体の形態や機能の発生過程が、生命誕生の歴史をなぞっているのだとしたら、心という主観現象も、同じように、この歴史をなぞって出現してきたものと考えたくなります。

心の発生

ではいったい、心はどのように発生・進化してきたのでしょうか？

わたしの考えでは、心の大部分を占めるのは感情です。ですから、まずはじめに感情が発生したのだと思います。

感情というのは、わかったようでわかりにくく、つかめるようでつかめない主観的経験です。わたしは感情というものは、三つの、立ち上がりを異にする経験の複合物だと考えています。

ひとつは内臓活動や筋肉運動など身体由来の神経情報を起源とする感情で、「情動性感情」とまとめることができます。もうひとつは視覚や聴覚など感覚器由来の神経情報を起源とする感情で、「感覚性感情」とまとめることができます。最後は積みあがってゆく経験を自分の経験であると感じさせる感情です。新しい経験をそれまでの経験に連続させる感情で、「背景感情」とまとめることができます（＊2）。

情動性感情は原始的な攻撃感情や逃避感情のような動物と連続性を持つものから、愛・恨み・憎しみ・妬み・悔い・怒り・畏《おそ》れ・喜び・絶望・希望など、さまざまなニュアンスを帯びた高度な人間的感情まで、おびただしい襞《ひだ》を織りなしていますが、基本的には同じ核から広がったもので、ひと続きの心の動きです。

感覚性感情は感覚そのものの経験です。こちらは情動性感情と違い、視覚処理系や聴覚処理系など、異なった神経入力系を基盤に発生する主観的経験で、「見えている」「聞こえている」などという、それぞれの知覚処理系に固有の感情を生成します。

背景感情はまた少し違います。情動性感情のような心の内部の揺れでもなく、感覚性感情のような外部と繫がっているという感じでもなく、さまざまな経験をすべて自分の経験と感じさせてくれる独特の感情です。昨夜のわたしと今朝のわたしが同じである、という感じです。この三つの感情が入り混じり重なりあって、われわれの心を満たしています。

これら三つの感情のうち、感覚性感情は感覚そのものですから、意識されやすい（気がつきやすい）のですが、情動性感情はかなり強くない限り（運動表現を伴わない限り）気づきにくいものです。この感情の流れに、ある停滞や波立ちが生じると、初めて気づきやすい状態になります。背景感情は本来的に気づく・気づかないということの埒外《らちがい》にあって、病的な状態で初めてその存在が自覚されます。

この三つの感情のうち、感覚性感情が本書で繰り返し登場した「心像」（心の中に出没するイメージ）の元《もと》になります。

プロローグでも述べましたが、脳に入ってきた視覚情報は、心には視覚性感情（見えている）として感じられ、その中の大事な部分がカタチとして自覚されます。これが視覚心像です。同じように脳に入ってくる聴覚性情報は、心には聴覚性感情（聞こえている）として感じられ、その中の大事な部分はやはりカタチとして自覚されます。これが聴覚心像です。同じように、ややカタチとしての自覚は減りますが、触覚性感情から触覚心像（触られたもの、あるいは触ったもののイメージ）が立ち上がり、味覚性感情から味覚心像（味のイメージ）が立ち上がります。嗅覚も同じです。

これらさまざまな心像を経験すること（自分の心に出現するカタチに気づくこと）が、心の活動の土台になります。これらの心像は集まり、重なりあって、さらにまとまりある心像を作ります。これを、感覚を超えたイメージという意味で、わたしは、「超知覚性心像」と呼んでいます「超知覚性心像」ではいかにも堅苦しいので、本書では「思い」とか「観念」と呼んできました。観念というのは、普通一般に使われている用語なので、誤解を招くかもしれませんが、本書でいう観念は「超知覚性心像」の意味です。

一方、古典的な研究の紹介のところで、気づかれたことと思いますが、ウェルニッケやリヒトハイムの論文には「概念」という言葉がよく出てきます。この場合、「概念」は「名前の相手方」くらいの、かなり大雑把な意味で使われています。あるいは、名前の「意味」というくらいの、これもまたあいまいな意味（?）で使われています。

観念も概念も、普通一般に使われている言葉なので、意味も似通っているのですが、本書では、観念は「言葉の混じらない思い」、概念は「言葉で考える思い」というふうにわたしなりに定義して、区別して用いてきました。

言葉は心像に名前を与え、整理する

さて、こうした心の中のイメージ（心像）を整理してくれるもの、それが言葉です。

言葉はわれわれが気づきやすい対象（知覚心像）に名前をつけてくれるだけでなく、感情や観念（超知覚性心像）など、気づきにくい対象にも名前をつけて、気づきやすい状態に変えてくれるのです。

名前というのは、それ自身、耳から聞こえる場合は聴覚心像として気づかれます。その名前を文字で表せば、目から見える視覚心像として気づかれます。しかも、それらの名前はすべて記号、すなわち社会全体の約束事として用いられているものです。つまり、はっきりしたカタチを持っています。ですから、あるモノが名前を持つと、それまで気づきにくかったものも、聴覚性や、視覚性の、気づきやすい感覚経験として自覚できるのです。

たとえば、感情の場合です。感情の中でも、情動性感情というのは、そもそもカタチを作っていないためになかなか自覚しにくいものです。ある人を見ると、いつも必ずなんとなくムシャクシャした気持ちが起こってくるとします。これだけだと自分に何が起こっているのかもうひとつわかりません。もしこの場合、テキイとか、シットとかいう名前が浮かびますと、その言葉、「シット」という聴覚性の言語音心像や、あるいは「嫉妬」という視覚性文字心像が、それまではっきりとは気づかなかった感情の感覚化を助けてくれるため、気づきやすくなるのです。

観念（超知覚性心像）の場合も同じです。たとえば、「チカラ」という観念を考えてみてください。「力」は、誰かと相撲を取って投げ飛ばしたり、家具を持ち上げたり、動かない自動車を押したりするときに立ち上がる視覚心像、触覚心像、さらには身体感覚性心像（筋肉感覚）などが収斂《しゅうれん》して作り上げる、ひとつの感覚を超越した心像ですが、心像とは言うものの、具体的な姿（視覚心像）や、具体的な声音（聴覚心像）、具体的なからだの動き（身体覚心像）などの知覚心像に比べれば、心像としてのカタチ度は格段に低いのです。

しかし、この心像にチカラという音声記号が貼り付けられると、この気づきにくい心像（観念）は、聴覚性知覚という意識の明るみへ引き出せるようになります。つまり心の中でカタチ度が高まり、かなり気づきやすくなるのです。チカラという聴覚性言語心像が「力」という、経験の奥に潜んでいる超知覚性心像（自覚しにくい心像）をいわば、見えるよう（視覚性文字心像）に、あるいは音として心に聞こえるように（聴覚性言語音心像）してくれるのです。

面倒なことを言いますが、知覚心像そのものも、カタチとして切れているように感じますが、その本質はやはり連続です。無形の感情に較べれば非連続に思えますが、このカタチは感情の連続の中から人為的に切り出される非連続であって、本質的には時間的にも空間的にもつながった状態です。この状態を哲学者のアンリ・ベルグソンは相互浸透とか、純粋持続などと呼んでいます。

主観が経験する心像は嗅覚より味覚、味覚より聴覚、聴覚より視覚とカタチ度を増していくように思えますが、この経験の差はおそらく処理ニューロンの数と関係しているのではないかと考えられます。根は連続なのですが、大脳皮質の処理ニューロンの数が増えるにしたがって、経験のカタマリを分化する能力が高まっていくのでしょう。ヒトの場合、この視覚性処理領域は聴覚性処理領域に比べ明らかに広くなっています（46ページ、図2）。このことは視覚性感情という連続を視覚心像という非連続へ分化する能力のほうが、聴覚性感情を聴覚心像へ分化する能力より高い、というわれわれの経験によく対応しています。

心像化を可能にする仕掛け

ところで、心像を記号化し、切れない心理的経験を切れたカタチにしてくれるこの魔法の使い手である言葉も、やはり心像です。声の場合は聴覚性の、文字の場合は視覚性の心像です。聴覚性感情の、あるいは視覚性感情のカタマリを切り出して、あるいは区切って（分化して）作り出される聴覚性の、あるいは視覚性のカタチなのです。

言葉は社会の複雑化とともにどんどんその語彙を増やしていますが、個人が使いこなしている語彙も、それに合わせて増大しています。この大量の言語性心像はいったいどのようなやり方で記憶されているのでしょうか？　わたしは、すべて、感覚性感情の特殊な状態として保存されているのではないかと考えています。いつも文字と言語音を並列していくのは煩雑なだけですから、これからは、言語性心像を聴覚心像（言語音心像）だけに絞って考えていくことにしますが、音声言語はすべて、境界のもうひとつ定かでない聴覚性感情の特殊なカタマリとして、つまり第2章で述べた音韻塊心像の状態として保存されているのです。

言葉は運動化されるとき（音声化されるとき）、あるいは知覚されるとき（聞き取るとき）にのみ、個々の言語音の系列として、くっきりとしたカタチを現します。ですから、言語音心像は、心の中で起きている言葉の、最終段階の姿なのです。その前の段階にあるのが、音韻塊心像です。われわれは、音韻塊という連続的で瀰《び》漫的《まんてき》な経験のカタマリを、必要に応じて、分化し、展開して、具体的な言語音を実現し、コミュニケーションに用いているのです。

　話が飛躍しますが、言葉の記憶と同じように、さまざまな生活の記憶もすべて知覚心像として経験され、蓄えられています。この場合も言葉と同じで、意識化されるときは、必要な部分が心像のカタチに戻されますが、それ以外の部分はすべてカタチの前段階の状態のまま、背景感情（経験性感情）として蓄えられているのではないかと考えられます。生命感情の流れに個体の経験のすべては取り込まれ、すべては感情となって流れ続けているというのが、わたしの記憶のイメージです。「記憶する」ということは、そのときの経験が感情の大河へ溶け込んでいくことであり、「思い出す」ということは、必要に応じて、この感情の大河にたゆたう心像の元《もと》みたいなもの（心像のカタマリ）を、具体的なカタチを持つ心像群へと、分化し、展開することなのです。

　結局、心は感情から心像を作り出し、さらに、心像の特殊形として言語心像を作り出してきた、と考えられます。無形の感情→有形の心像→感情や心像の記号化（言語心像）と、経験を進化させてきたのです。

心像を立ち上げるふたつの枠組み

ところで、知覚性心像であれ、言語性心像であれ、心像を立ち上げ、その立ち上げた心像に自らが気づくためには、なんらかの心理的枠組み、いわば心理世界における空間のようなものが準備されていなければなりません。

心理現象の最大の特徴は、モノのように三次元空間に場所を占めないことにありますから、空間に場所を占めない心理現象のひとつであるはずの心像に空間が必要というのはいかにもおかしな言い方なのですが、おかしいことを承知の上で、やはり何か空間に類似の枠組みを考える必要があります。私見では、おそらく以下のふたつの空間的枠組みが心像の立ち上げを可能にしています。

第一は外在空間に適応するための心理的空間の枠組みです。われわれは空間内を絶えず移動していますが、こうした個体の動きに応じて、心理的な空間経験も絶えず変化しています。この経験が自分の動きと、自分のまわりの動かない対象との位置関係、あるいは自分の動きと動く対象との位置関係を理解するための心理的な枠組み（「空間参照枠」という言葉がよく使われます）を作り上げます。実際、脳損傷ではこのような枠組みが壊れることがあります。このような人は街や建物の中で、自分の位置を定めることができなくなってしまいます。

第二は自分の身体を自由自在に動かすための心理的枠組みです。われわれはしょっちゅう手や足を動かしていますが、このとき、身体各部位の相互関係は不断に変化します。にもかかわらず、どのような姿勢であっても、われわれは自分の手を必要な身体部位に到達させることができます。身体全体および身体各部位相互の空間関係理解のための枠組み（「身体空間参照枠」）が作り上げられているからです。脳損傷ではこのような枠組みが破壊されることがあります。このような場合、患者は自分の指で指定された自分の身体部位に触る、などという当たり前の行為が困難になります。

このような心理的な空間参照枠が、ある種の座標軸の役割を果たしてくれるおかげで、心像の立ち上げが可能になるのです（第5章参照）。聴覚や視覚由来の心像は空間参照枠を座標軸に、触覚や運動覚など身体由来の心像は身体空間参照枠を座標軸に、あたかも空間に広がっているようなカタチの経験を成立させるのではないかと考えられます。ただこれらは枠組みですから、普段気づくことはありません。

たとえば、われわれはある対象と自分の間にある距離の感覚をなんとなく持っていますが、距離自体を意識することはありません。空間の中に複数の知覚対象があって、お互いに比較ができる場合にのみ、距離を意識しはじめるのです。にもかかわらず、自己周囲の対象に対して、われわれは適切に接近し、適切に回避することができます。外部から見れば、部屋の中を自由に動き回っている人は距離を正しく「認知している」と言えるのですが、その人の主観に立ちますと、距離そのものには「気づいていない」場合がほとんどです。

身体操作も同じで、われわれは身体各部の空間関係をいちいち意識しませんが、身体各部を適切かつ正確に動かすことができます。たとえば、わたしのような不器用な人間でも、鏡を見ながら、狙った一本の乱れ髪をハサミで切り落とすことができます。しかし、いったん自分の顔と、鏡の顔と、右手と、ハサミを意識すると、この作業ははるかに困難なものになってしまいます。それぞれを視覚心像として意識しない状態なら空間関係も距離も脳によって正しく「認知されて」いるのですが、意識したとたん、その認知は心像に邪魔されてうまく働かなくなるのです。

意識と認知

この、「認知」(第5章で、本書で用いる「認知」の意味を「入力情報の高次処理」と定義しました。

「外来情報を知覚して、正しく反応する能力というくらいの意味です）と「意識」（「知覚し、反応する」自分の心の動きに気づく能力）の微妙な差は、脳損傷時の心理症状にさまざまな形で顔を出します。

そのもっとも著明な例が、第5章で取り上げた左右大脳半球が切り離されたときの行動です。患者は右半球だけでも、さまざまに高度な認知能力を発揮することができるのですが、そのことに気づくことはありません。自分が何を見て、あるいは何を触って、何を判断し、どういう行為を選択するに至ったのかを、主観的に経験できないのです。左半球の場合は、この過程のひとつひとつを意識することができます。つまり、自らの心の動きに自ら気づくことと、外来刺激を正しく認識し、その認識に合わせた正しい行為を選択することとは、決して同じことではないのです。

前者の「自らの心の動きに自ら気づくこと」には、昔から「意識」という言葉が用いられています。

しかし、後者の「外来刺激を正しく認識し、その認識に合わせた正しい行為を選択すること」を記述する正確な言葉はありません。このため、後者にも「意識」という言葉が使われるのが普通です。

たとえば、動物は意識を持っている、などという表現がそうです。誰も、この言明の正しさを疑いませんが、意識を本書のように「自らの心の動きに自ら気づくこと」と定義しますと、「動物は意識を持っている」という表現は正しいとは言い切れなくなります。なぜなら、主観的な心の経験を語ることができるのは人間だけに可能な能力だからです。動物がわれわれに「俺はいま、腹が減っているのだ」などと、自分の状態を教えてくれることはないのです。われわれがその動物の行動を見て、腹が減ってるのだな、と想像しているだけなのです。つまり、そのときどきの行動や状態を動物本人が意識しているのかいないのかは他者にはわからないのです。

では、「外来刺激を正しく認識し、その認識に合わせた正しい行為を選択することができている状態」をどう呼べばいいのでしょうか?

とりあえずは、無理を承知で、冒頭で述べたように「認知」(あるいは認知状態)と呼ぶことにしておきます。そもそも「認知」というのは、「知識を得る働き」とか「知的活動の総称」とか定義されていますから、もっとも「意識的」な活動を指す言葉です。その言葉を「意識なしの判断行為」に使うのですから、苦しいところです。脳科学者は「脳が計算する」という言い方をすることもありますが、心理過程を巻き込んだ行動を表現するには、どうもしっくりしません。あるいは心理学者なら「無意識的活動」と呼ぶかもしれません。しかし、「無」意識と言ってしまうと、これもまた、心理過程の十分な活動ぶりを表現できなくなってしまいます。

つまり、われわれは誰もが認知活動を行っていますが、その認知活動を必ずしも常に意識しているわけではなく、意識しない場合も多いのです。

意識と認知の関係で面白いのは、意識できない認知過程について、「いま、自分の心のどこかで意識できない認知過程が進行している」という意識は決して生じないということです。意識のない部分を意識できないのが意識の特徴なのです。分離脳の経験がそのことを教えてくれます。分離脳のような特殊な例でなくても、神経心理症状の中には、認知できているのに、その認知できていることを意識できない、という症状が数多く知られています。意識はいつも心の世界いっぱいに広がっていて、その世界に「欠損」は生じないのです。

言い方を変えますと、意識に欠損を見出すことができるのは観察者（他人）であって、本人ではありません。本人にとって意識できることは、常に意識できていることだけであり、意識できないことは常に意識できないのです。

心像の「瞬間発生」

ところで、心の進化・発生という観点からみますと、意識という現象は「自分の心の発生過程」を瞬時になぞる過程だと考えることができます。第2章、第3章、第4章ではこの考えが失語症の症状理解に役立つことを強調しました。心像の神経学的基盤は個体の経験の歴史として、人生をかけて積み上げられていくのですが、こと意識的な経験、とりわけ心像経験となりますと、自分がそれまでに獲得し作り上げてきた心像を、意識化という過程の中で、たちまちにして「カタチ」にするのです。先ほどのヘッケルの表現を応用するならば、「心の発生過程を一瞬のうちに繰り返す」のが心像経験です。

心という主観的世界を考えるとき、固定した心像が心の中にウジャウジャうごめいていて、その心像を探したり、繋いだりしているのが心だ、と考えたのでは解けないことばかりですが、必要に応じて、つまり意識化する必要があるときに、心像の元《もと》みたいなものから、そのときの心の枠組みに合わせて、カタチを分化させるのだ、と考えると、納得のいくことが多いのです。

本書でも「音韻塊心像」から「音節心像」が分化する、という考えを繰り返してきました。音韻塊心像というのは、感情に近い状態にある経験のカタマリで、音節心像というのは知覚経験に近い状態にある経験です。心が時間をかけて作り上げるさまざまな心像経験は、すべて感情に近いカタマリになっていますが、このカタマリは、必要なときに、くっきりした心像に作り戻されるのです。

このような事実を、医者で、生物哲学者でもあるドイツのヴィクトル・フォン・ヴァイツゼッカーは「生物学というものは、発生論的であるか、さもなければ、無かのいずれかである」とか、「生物学的な発生論にとっては、始原の概念が不可欠である」とか、「すべての生物学的行為は、以前に対する以後への転変である」とか、さまざまに説いています(*3)。

生命進化の歴史が個体の発生過程で繰り返されるように、まさにそのように、ヒトの一生に積み上げられる意識的経験の歴史は、意識の瞬間発生過程で繰り返されるのです。神経心理学の分野で、このような意識の「瞬間発生」という考えを強力に展開しているのは、米国のジェイソン・ブラウンという神経内科医です。

ブラウンの説くところによれば、心は自らの中に時間を抱え込んでいます。心にとっては、持続する時間こそがその本質と言ってもよいかもしれません。われわれがなんとなく本能的に信じているように、われわれはいろいろな心理的経験(つまり心像)を時間の流れに沿って、ひとつひとつ切り離した形で、貯め込んでいるわけではないのです。すべての心像はつながっていて、切り分けることのできないものなのです。彼はまた、意識というのは創発(イマージェンス)だ、と主張しています(*4)。隠されているが、そこにあったものに光があてられて、見えるようになるのではなく、そのときそのときに出現する(発生する）ということです。

言葉の病態を整理しているうちに、言葉とはそもそも何かという大問題に行き当たってしまいました。そして、言葉を理解するには、認知過程を理解する必要があり、認知過程を理解するには意識を理解する必要があるということになってしまいました。問題は大きくなるばかりですが、これ以上の深入りは避けて、ワープロを閉じることにします。

読み返してみて、俺はまだまだ何もわかっていないな、というもどかしさだけが残っています。わたしの心の奥にうごめいている超知覚性心像のカタマリ（観念）は、何かをつかんでいるようにも感じられます。しかし、この感情に似た、あるいは感情そのものと化しているかもしれない観念心像を解きほぐして、読者にわかっていただけるカタチにまで外言語化できたかどうかについては、まったく自信がありません。とりあえずは、言葉、認知、それに意識という、われわれの主観的心理現象の複雑な仕組みの一端だけは、お示しできたのではないかと考えています。

講談社現代新書の一冊として、『ヒトはなぜことばを使えるか』を書き上げてから、すでに一二年が経過しました。今回も前回と同じく、本書の執筆を薦めていただき、長い間、辛抱強く完成を待ってくださった現代新書出版部の堀沢加奈氏に深く感謝します。

二〇一〇年一二月

山鳥　重

neuropsychology. Elsevier Science Publishers B. V., 1985, pp373-393.
15. 山鳥重「Anosognosia《左片麻痺無認知》」『神経内科』1989; 30: pp364-369.
16. Weinstein EA, Keller NJA: Linguistic patterns of misnaming in brain injury. Neuropsychologia, 1963; 1: pp79-90.
17. 森悦朗, 山鳥重「右外側型脳内出血に伴ったnonaphasic misnamingの1例」『失語症研究』1982; 2: pp261-267.
18. 山鳥重「右半球とawareness」『失語症研究』1995; 15: pp175-180.
19. Gardner H, Ling PK, Flamm L, Silverman J: Comprehension and appreciation of humorous material following brain damage. Brain, 1975; 98: pp399-412.
20. Joanette Y, Goulet P, Hannequin D: Right hemisphere and verbal communication. Springer-Verlag, 1990, pp160-187.

●エピローグ

1 三木成夫『胎児の世界——人類の生命記憶』中公新書, 1983, pp107-117.
2 山鳥重『知・情・意の神経心理学』青灯社, 2008, pp41-84.
3 ヴァイツゼッカー（木村敏, 濱中淑彦訳）『ゲシュタルトクライス——知覚と運動の一元論』みすず書房, 1975, pp288-301.
4 Brown JW: Self and process: Brain states and the conscious present. Springer-Verlag, 1991, pp49-60.

●第5章

1. Bogen JE: Split-brain syndromes. In Handbook of clinical neurology. (edited by JAM Frederiks) Vol.1(45): Clinical neuropsychology. Elsevier Science Publishers B.V., 1985, pp99-106.
2. Van Wagenen WP, Herren RY: Surgical division of commissural pathways in the corpus callosum: Relation to spread of an epileptic attack. Archives of Neurology and Psychiatry, 1940; 44: pp740-759.
3. Akelaitis AJ: Studies on the corpus callosum. VII. Study of language functions (tactile and visual lexia and graphia) unilaterally following section of the corpus callosum. Journal of Neuropathology and Experimental Neurology, 1943; 2: pp226-262.
4. Gazzaniga MS, Bogen JE, Sperry RW: Some functional effects of sectioning the cerebral commissures in man. Proc Nat Acad Sci USA, 1962; 48: pp1765-1769.
5. Geschwind N, Kaplan E: A human cerebral deconnection syndrome. Neurology, 1962; 12: pp675-685.
6. Gazzaniga MS, Sperry RW: Language after section of the cerebral commissures. Brain, 1967; 90: pp131-148.
7. Liepmann H, Maas O: Fall von linksseitiger Agraphie und Apraxie bei rechtsseitiger Lähmung. Journal für Psychologie und Neurologie, 1907; 10: pp214-227.
8. Yamadori A, Osumi Y, Ikeda H, Kanazawa Y: Left unilateral agraphia and tactile anomia: Disturbances seen after occlusion of the anterior cerebral artery. Archives of Neurology, 1980; 37: pp88-91.
9. Geschwind N: Disconnection syndromes in animals and man. Part II. Brain, 1965; 88: pp585-644.
10. Gazzaniga MS, LeDoux JE, Wilson DH: Language, praxis, and the right hemisphere: Clues to some mechanisms of consciousness. Neurology, 1977; 27: pp1144-1147.
11. Gazzaniga MS, LeDoux JE: The integrated mind. Plenum Press, New York, 1978, pp148-149.
12. 金子満雄，田中敬生「高血圧性脳出血手術例における左右半球機能障害が長期予後におよぼす影響」『脳卒中』1984; 6: pp52-53.
13. Yamadori A, Osumi Y, Tabuchi M, Mori E, Yoshida T, Ohkawa S, Yoneda Y: Hyperlalia: A right cerebral hemisphere syndrome. Behavioural Neurology, 1990; 3: pp143-151.
14. Frederiks JAM: Disorders of the body schema. In Handbook of clinical neurology. (edited by JAM Frederiks) Vol. 1(45): Clinical

pp747-764.
4. Yamadori A, Masuhara S, Okubo M: Dissociation of visual and auditory language comprehension capacity in aphasia. Folia Psychiatrica et Neurologica Japonica, 1978; 32: pp553-561.
5. Geschwind N: Selected papers on language and the brain. D.Reidel, Boston, 1974, pp159-160.
6. Goodglass H, Kaplan E: The assessment of aphasia and related disorders. Lea & Febiger, 1972, pp59-61.
7. Goldstein K: Language and language disturbances. Grune & Stratton, New York, 1948, pp88-91.
8. 山鳥重「言語理解におけるカテゴリー性」『失語症研究』1997; 17: pp15-24.
9. Benson DF: Aphasia, alexia, and agraphia. Churchill Livingstone, 1979, pp71-77.
10. 山鳥重「失語症からみる脳の言語機能」乾敏郎, 安西祐一郎編『認知科学の新展開③　運動と言語』岩波書店, 2001, pp157-188.
11. 山鳥重『神経心理学入門』医学書院, 1985, p195.
12. 山鳥重「Wernicke失語——その病像と病巣」『精神医学』1984; 26: pp693-699.
13. 山鳥重「ジャルゴン——了解不能発話の諸相」『失語症研究』1994; 14: pp134-139.
14. Geschwind N: 上記文献5, pp431-451.

●第4章

1. Wernicke C: Der Aphasische Symptomencomplex: Eine Psychologische Studie auf Anatomischer Basis. Max Cohn & Weigert, Breslau, 1874.
2. Lichtheim L: On aphasia. Brain, 1885; 7: pp433-484.
3. Yamadori A, Ikumura G: Central (or conduction) aphasia in a Japanese patient. Cortex, 1975; 11: pp73-82.
4. Dubois J, Hécaen H et al: Etude neurolinguistique de l'aphasie de conduction. Neuropsychologia, 1964; 2: pp9-44. Translated in : Goodglass & Blumstein (eds): Psycholinguistics and aphasia. Johns Hopkins University Press, Baltimore, 1973, pp283-300.
5. Pate DS, Saffran EM, Martin N: Specifying the nature of the production impairment in a conduction aphasic: A case study. Language and Cognitive Processes, 1987; 2: pp43-84.
6. Goldstein K: Language and language disturbances. Grune and Stratton, New York, 1948, pp229-245.
7. 山鳥重「伝導失語の諸問題」『脳と神経』1979; 31: pp891-897.

type and severity of aphasia. Cortex, 1964; 1: pp133-153.
5. Howes D: Some experimental investigations of language in aphasia. 1967. Reprinted in Goodglass H, Blumstein S (eds): Psycholinguistics and aphasia. Johns Hopkins University Press, 1973, pp230-249.
6. Geschwind N: Aphasia. The New England Journal of Medicine, 1971; 284: pp654-656.
7. 山鳥重『神経心理学入門』医学書院, 1985, p184.
8. Dieguez S, Bogousslavsky J: Baudelaire's aphasia: From poetry to cursing. Bogousslavsky J, Hennerici MG (eds): Neurological Disorders in Famous Artists-Part 2. Frontiers of Neurology and Neuroscience. Vol 22. Karger, 2007, pp121-149.
9. Selected Writings of John Hughlings Jackson. Vol.2. (ed by Taylor J) Hodder and Stoughton, London, 1932, pp171-183.
10. Yamadori A, Osumi Y, Masuhara S, Okubo M: Preservation of singing in Broca's aphasia. Journal of Neurology, Neurosurgery, and Psychiatry, 1977; 40: pp221-224.
11. Edgren JG: Amusie (musikalische Aphasie). Deutsche Zeitschrift für Nervenheilkunde, 1895; 6: pp1-64.
12. Goodglass H: Studies on the grammar of aphasics. In Goodglass H, Blumstein S (eds): Psycholinguistics and aphasia. Johns Hopkins University Press, Baltimore, 1973, pp183-215.
13. 山鳥重「言語崩壊より見る大脳の言語処理――特に言語表出のメカニズムについて」『人工知能学会誌』2005; 20: pp604-609.
14. 大橋博司, 濱中淑彦編著『Broca中枢の謎――言語機能局在をめぐる失語研究の軌跡』金剛出版, 1985, pp5-81.
15. 上記文献14, pp101-106.
16. Mohr JP: Broca's area and Broca's aphasia. In Studies in neurolinguistics. Vol. 1. Academic Press, 1976, pp201-235.
17. Benson DF: Aphasia, alexia, and agraphia. Churchill Livingstone, 1979, pp146-148.

●第3章

1. Wernicke C: Der Aphasische Symptomencomplex: Eine Psychologische Studie auf Anatomischer Basis. Max Cohn & Weigert, Breslau, 1874.
2. Wernicke C: The symptom complex of aphasia: A psychological study of an anatomical basis. Boston studies in the philosophy of science (edited by RS Cohen & MW Wartofsky) Vol. IV. D.Reidel Publishing Company, Dordrecht-Holland, 1966/1968.
3. 濱中淑彦「Der Aphasische Symptomencomplex」『精神医学』1975; 17:

参考文献（本文中に＊で番号を記した）

●プロローグ

1. 失語症全国実態調査委員会「失語症全国実態調査報告」『失語症研究』2002; 22: pp241-256.
2. Geschwind N: Disconnection syndromes in animals and man. Brain, 1965; 88: pp237-294, pp585-644.

●第１章

1. Goldstein K: Language and language disturbances. Grune and Stratton, New York, 1948, pp246-291.
2. Yamadori A, Albert ML: Word category aphasia. Cortex, 1973; 9: pp112-125.
3. 藤森美里，山鳥重ほか「左頭頂葉損傷で生じた身体部位と屋内家屋部位のカテゴリーに特異的な呼称・理解障害」『神経心理学』1993; 9: pp240-247.
4. Suzuki K, Yamadori A, Fujii T: Category-specific comprehension deficit restricted to body parts. Neurocase, 1997; 3: pp193-200.
5. Fukatsu R, Fujii T, Tsukiura T, Yamadori A, Otsuki T: Proper name anomia after left temporal lobectomy: A patient study. Neurology, 1999; 52: pp1096-1099.
6. Otsuka Y, Suzuki K, Fujii T, Miura R, Endo K, Kondo H, Yamadori A: Proper name anomia after left temporal subcortical hemorrhage. Cortex, 2005; 41: pp39-47.
7. Yamadori A, Fujii T, Suzuki K, Tsukiura T, Otsuka Y, Fukatsu R: Neural networks in retrieval of stored information: In the case of proper name. In Inter-areal coupling of human brain function. (edited by Shibasaki H, Fukuyama H, Nagamine T, Mima T) Elesevier, 2002, pp143-151.

●第２章

1. 萬年甫，岩田誠編訳『神経学の源流３ ブロカ』東京大学出版会, 1992.
2. Goodglass H, Kaplan E: The assessment of aphasia and related disorders. Lea & Febiger, 1972, pp55-59.
3. 芳賀綏『日本文法教室』東京堂出版, 1962.
4. Goodglass H, Quadfasel FA, Timberlake WH: Phrase length and the

講談社現代新書　2085

言葉《ことば》と脳《のう》と心《こころ》　失語症《しつごしょう》とは何《なに》か

二〇一一年一月二〇日第一刷発行　二〇二三年一二月一二日第五刷発行

著者　山鳥《やまどり》　重《あつし》　

発行者　森田浩章

発行所　株式会社講談社

東京都文京区音羽二丁目一二―二一　郵便番号一一二―八〇〇一

電話　〇三―五三九五―三五二一　編集（現代新書）

〇三―五三九五―四四一五　販売

〇三―五三九五―三六一五　業務

装幀者　中島英樹

印刷所　株式会社KPSプロダクツ

製本所　株式会社KPSプロダクツ

定価はカバーに表示してあります　Printed in Japan

N.D.C.493　252p　18cm

ISBN978-4-06-288085-5

「講談社現代新書」の刊行にあたって

教養は万人が身をもって養い創造すべきものであって、一部の専門家の占有物として、ただ一方的に人々の手もとに配布され伝達されうるものではありません。

しかし、不幸にしてわが国の現状では、教養の重要な養いとなるべき書物は、ほとんど講壇からの天下りや単なる解説に終始し、知識技術を真剣に希求する青少年・学生・一般民衆の根本的な疑問や興味は、けっして十分に答えられ、解きほぐされ、手引きされることがありません。万人の内奥から発した真正の教養への芽ばえが、こうして放置され、むなしく滅びさる運命にゆだねられているのです。

このことは、中・高校だけで教育をおわる人々の成長をはばんでいるだけでなく、大学に進んだり、インテリと目されたりする人々の精神力の健康さえもむしばみ、わが国の文化の実質をまことに脆弱なものにしています。単なる博識以上の根強い思索力・判断力、および確かな技術にささえられた教養を必要とする日本の将来にとって、これは真剣に憂慮されなければならない事態であるといわなければなりません。

わたしたちの「講談社現代新書」は、この事態の克服を意図して計画されたものです。これによってわたしたちは、講壇からの天下りでもなく、単なる解説書でもない、もっぱら万人の魂に生ずる初発的かつ根本的な問題をとらえ、掘り起こし、手引きし、しかも最新の知識への展望を万人に確立させる書物を、新しく世の中に送り出したいと念願しています。

わたしたちは、創業以来民衆を対象とする啓蒙の仕事に専心してきた講談社にとって、これこそもっともふさわしい課題であり、伝統ある出版社としての義務でもあると考えているのです。

一九六四年四月　野間省一

自然科学・医学

1141 安楽死と尊厳死──保阪正康
1328 「複雑系」とは何か──吉永良正
1343 カンブリア紀の怪物たち サイモン・コンウェイ・モリス 松井孝典 監訳
1500 科学の現在を問う 村上陽一郎
1511 優生学と人間社会──米本昌平 松原洋子 橳島次郎 市野川容孝
1689 時間の分子生物学──粂和彦
1700 核兵器のしくみ──山田克哉
1706 新しいリハビリテーション 大川弥生
1786 数学的思考法──芳沢光雄
1805 人類進化の700万年 三井誠
1813 はじめての〈超ひも理論〉 川合光
1840 算数・数学が得意になる本 芳沢光雄
1861 〈勝負脳〉の鍛え方──林成之
1881 「生きている」を見つめる医療──中村桂子 山岸敦
1891 生物と無生物のあいだ 福岡伸一
1925 数学でつまずくのはなぜか 小島寛之
1929 脳のなかの身体──宮本省三
2000 世界は分けてもわからない 福岡伸一
2023 ロボットとは何か──石黒浩
2039 ソーシャルブレインズ入門 藤井直敬
2097 〈麻薬〉のすべて──船山信次
2122 量子力学の哲学──森田邦久
2166 化石の分子生物学──更科功
2191 DNA医学の最先端 大野典也
2204 森の力──宮脇昭
2219 宇宙はなぜこのような宇宙なのか──青木薫
2226 「人体」の不思議 宇宙生物学で読み解く──吉田たかよし
2244 呼鈴の科学──吉田武
2262 生命誕生──中沢弘基
2265 SFを実現する──田中浩也
2268 生命のからくり──中屋敷均
2269 認知症を知る──飯島裕一
2292 認知症の「真実」──東田勉
2359 ウイルスは生きている 中屋敷均
2370 明日、機械がヒトになる 海猫沢めろん
2384 ゲノム編集とは何か 小林雅一
2395 不要なクスリ 無用な手術 富家孝
2434 生命に部分はない──A・キンブレル 福岡伸一 訳

日本語・日本文化

105 タテ社会の人間関係 中根千枝
293 日本人の意識構造——会田雄次
444 出雲神話——松前健
1193 漢字の字源——阿辻哲次
1200 外国語としての日本語——佐々木瑞枝
1239 武士道とエロス——氏家幹人
1262 「世間」とは何か——阿部謹也
1432 江戸の性風俗——氏家幹人
1448 日本人のしつけは衰退したか——広田照幸
1738 大人のための文章教室 清水義範
1943 なぜ日本人は学ばなくなったのか——齋藤孝
1960 女装と日本人——三橋順子
2006 「空気」と「世間」——鴻上尚史
2013 日本語という外国語 荒川洋平
2067 日本料理の贅沢——神田裕行
2092 新書 沖縄読本——下川裕治 仲村清司 著・編
2127 ラーメンと愛国——速水健朗
2173 日本人のための日本語文法入門——原沢伊都夫
2200 漢字雑談——高島俊男
2233 ユーミンの罪——酒井順子
2304 アイヌ学入門——瀬川拓郎
2309 クール・ジャパン!? 鴻上尚史
2391 げんきな日本論——橋爪大三郎 大澤真幸
2419 京都のおねだん——大野裕之
2440 山本七平の思想——東谷暁